Else Müller

Auf den Flügeln der Phantasie
durch das Blau der Nacht

Else Müller

Auf den Flügeln der Phantasie durch das Blau der Nacht

Die schönsten Märchen und Gute-Nacht-Geschichten

Mit Illustrationen von Alice Meister

Kösel

ISBN 3-466-30633-7
© 2003 by Kösel-Verlag GmbH & Co., München
Printed in Italy. Alle Rechte vorbehalten
Druck und Bindung: Stige, Turin
Umschlag und Umschlagmotiv: Alice Meister, Frankfurt

Gedruckt auf umweltfreundlich hergestelltem Bilderdruckpapier
(säurefrei und chlorfrei gebleicht)

Inhalt

Märchen und Gute-Nacht-Geschichten

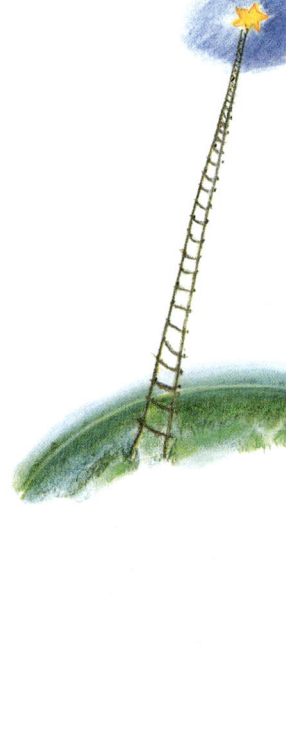

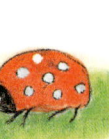

Vorwort

Die Phantasie ist das einzige Paradies,
aus dem wir nie vertrieben werden.

In meiner Arbeit als Pädagogin, Therapeutin und Mutter zweier heute erwachsener Töchter und zweier Enkelsöhne ist mir die Bedeutung und Wirksamkeit der Phantasie und Märchen mit den Jahren immer bewusster geworden. Leider ist in unserer hektischen Zeit oftmals kaum mehr Raum dafür.

Wie schön, dass Sie sich für dieses Buch entschieden haben, zeigt es doch, dass Sie Ihrem Kind gerne etwas vorlesen. Alle Kinder lieben es, wenn Mutter oder Vater, Großmutter oder Großvater oder andere liebevoll zugeneigte Menschen an ihrem Bett sitzen und ein Märchen erzählen oder eine Gute-Nacht-Geschichte vorlesen. Diese entspannenden, schlaf- und traumfördernden Rituale ermöglichen es dem Kind, in bunte Träume zu versinken und »auf den Flügeln der Phantasie in das Blau der Nacht« zu fliegen. Die raue Wirklichkeit lässt sich für eine Weile ausschalten, Stress abbauen und das Eintauchen in eine umfassende Ruhe wird möglich. In diesem Schutz- und Schonraum kann sich das Kind sicher, geborgen und gewärmt fühlen, eine Erfahrung, die ein Kind nie vergessen wird.

Ein Märchenbuch mit poetischen und entspannenden Geschichten wird durch die Bilder erst richtig abgerundet. Die Autorin hat das Glück, ihre Texte zauberhaft umgesetzt zu sehen. Alice Meister hat die Märchen und Gute-Nacht-Geschichten meditativ auf sich wirken lassen. Inhalt, Form und Farben der Bilder sind deshalb nicht nur Ergänzung zu den Märchen, sondern sie entfalten ihre eigenständige Wirkung.

Einleitung

Die Märchen und Gute-Nacht-Geschichten richten sich vor allem an jüngere Kinder, die schon eine Weile konzentriert zuhören können. Sie sind bewusst kurz gefasst, um die Konzentrationsfähigkeit kleinerer Kinder nicht zu überfordern. Die Märchen bieten altersgemäße Unterhaltung ohne spektakuläre Inhalte. Die Spannungsbögen sind nicht zu hoch und werden immer wieder aufgelöst – eine wichtige Voraussetzung für wirksame Gute-Nacht-Geschichten.

Fast alle Märchen haben einen realen Inhalt, es gibt aber auch Geschichten mit eher surrealen, märchenhaften Begebenheiten. Da geschehen phantastische Dinge bei Tag und in der Nacht, Sonne, Mond und Sterne sind phantasievolle Mitspieler oder Hauptdarsteller. Auch die vier Jahreszeiten in ihrer Unverwechselbarkeit und Schönheit sind oft Themen der Märchen. Kleine und große Tiere berühren durch ihre emotionale Unwiderstehlichkeit. Das große Tier ist nicht zwingend das Schlaueste oder gar Mächtigste, immer aber bewahrt jedes Tier seinen Stolz und seine Würde.

Ein wesentliches pädagogisches Anliegen des Buches ist es, die Bedeutung der Phantasie aufzuzeigen. In gefährlichen, manchmal scheinbar ausweglosen Situationen wird in den Märchen stets die Phantasie zu Hilfe genommen, der auch immer eine Lösung einfällt. An diese einzigartige Kraft der Phantasie, an das Vertrauen in die eigene Kraft und Stärke, daran wollen die Märchen appellieren.

In den Handlungsverlauf oder am Ende der Märchen sind Formeln und Affirmationen des Autogenen Trainings eingebunden oder angefügt. Die Ruhe-, Schwere- und Wärmeübungen des Autogenen Trainings, Atemberuhigungen, Affirmationen und Formeln zur Stärkung des Selbstvertrauens gehören wie selbstverständlich zu dem Geschehen der Märchen. Besonders die Affirmationen »geborgen, geschützt, gewärmt« sowie die speziellen für Glückskinder tragen zur umfassenden Ent-Spannung und Erholung bei. Durch ihre beruhigende Wirkung wird das vegetative Nervensystem unmittelbar angesprochen und entlastet. Aber auch auf psycho-somatische (seelisch-körperliche) Störungen oder Fehlregulationen wirken die Märchen positiv. Der gesamte Organismus kann sich erholen und regenerieren. Die Märchen und Gute-Nacht-Geschichten sind daher mehr als gute Unterhaltung.

Über die Bedeutung der Phantasie

Phantasie ist die einzigartige Fähigkeit des Menschen, innere Bilder, die von Gefühlen und Gemütsbewegungen begleitet sind, zu erfinden und zu gestalten. Etymologisch bedeutet Phantasie »Vorstellung(svermögen), Einbildung(skraft), Erfindungsgabe, Einfallsreichtum, Trugbild«.
Phantasie ist also eine Fähigkeit, aus Sinneseindrücken, Bewusstseins- und Erlebnisinhalten neuartige Vorstellungsbilder zu kreieren. Sie besteht aus Elementen der Wirklichkeit, die neu gemischt werden, aber auch aus Fiktion, also Erfundenem und Vorgestelltem. Phantasie entsteht zunächst im Kopf, daher spricht man auch von Kopf-Bildern. Diese werden mit sinnlich-emotionalen Anteilen zu einem ganzheitlichen Geschehen verbunden.
Phantasie überschreitet auch die Grenzen der Wirklichkeit, sie ist die andere Seite der Wirk-

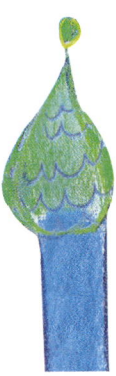

lichkeit. Die Kraft und auch die Macht der Phantasie lösen bei manchen Menschen Abwehr und Ängste aus. Dahinter verbirgt sich die Furcht, die Kontrolle über sich selbst zu verlieren. Viele versuchen daher, die wilde Anarchie der inneren Bilder mit den Mitteln der Vernunft zu bezwingen.

Physiologisch ist die Fähigkeit zu Phantasie und Gefühlen in der rechten Gehirnsphäre angesiedelt, Intellekt und Ratio, ihre Gegenspieler, befinden sich in der linken. »Kopflastigkeit« ist ein Zeichen unserer Zeit, meist beklagt mit dem Verlust an Sinnlichkeit und Emotionalität. Die linke Gehirnhälfte wird heute eher über-, die rechte unterfordert. Balance und Ausgewogenheit sollte erstrebenswertes Ziel sein. Denn ohne Phantasie gäbe es keine menschliche (Fort-)Entwicklung, und auch Wissenschaft und Technik ist ohne sie nicht denkbar.

Im Leben eines Menschen ist die Phantasie (über-)lebenswichtig. Keine private oder berufliche Situation lässt sich ohne Phantasie bewältigen oder ändern. Für die psychische Entwicklung eines Kindes wird die Bedeutung der Phantasie oft unterschätzt. Besonders in der so genannten magischen Phase, etwa bis zum 7. Lebensjahr, ist sie wichtiger Baustein der Entwicklung. In dieser Phase lebt das Kind häufig in (s)einer phantastisch-magischen Welt. Phantastisch im Sinne des Magisch-Wunderbaren. Manchmal auch zum Schrecken der Erwachsenen, Eltern oder Lehrer, die meist schon lange aus dieser wunder-vollen Welt vertrieben sind, ist das Kind in dieser Zeit Grenzgänger. Es jongliert auf dem dünnen Seil zwischen Realität und Imagination. Ein emotional gesättigtes Kind, sicher und geborgen in der elterlichen Nestwärme, wird nicht abstürzen. Dieses Nest echter Liebe bietet höchste Sicherheit. Bei größeren Defiziten kann die Phantasie dem Kind zur Fluchtburg werden. Wut, Schmerz oder die Banalität des gewöhnlichen Alltags werden häufig mit Tagträumen, auch gewalttätigen Phantasien, kompensiert. Leider aber ist die magische Phase heute für viele Kinder nicht mehr selbstverständlich, ja sie fällt oft aus dem Entwicklungsprozess heraus. Poesie und Phantasie nisten in Nischen einer Welt, in der Technik sowie elektronischer

Medienzauber dominieren. Die eigene bunte Kinderwelt droht zu veröden. Zu viele Außen-bilder und -reize überfluten das Kind. Seine Innen-Bilder mit ihren »bewegenden« Gefühlen und der innere Bilderfluss mit seiner reinigenden Wirkung drohen zu versiegen.

»Weiße Flecke zwischen den Worten«, dieser kreative Raum, der beim Lesen und Vorlesen entsteht, wird heute durch Medienbilder gefüllt. Film und Fernsehen visualisieren die (eigene) Phantasie. Dies ist Anregung und (Zer-)Störung zugleich. Die Macht der Medien mit all ihren identitätsbildenden und bewusstseinsprägenden Bildern beraubt junge und ältere Menschen um wesentliche Anteile eigener kreativer, schöpferischer Kraft.

In der Einwegkommunikation mit dem elektronischen Medium Fernsehen ist das Kind einem passiven Konsum ausgeliefert. Eine hohe physisch-psychische Spannung (Tonus), durch unzählige Bild- und Informationsreize erzeugt, bleibt weitgehend unaufgelöst und wird täg-lich neu aufgefüllt. Diese Spannung ist auch einer der vielen Gründe kindlicher Schlaf- und anderer psycho-somatischer Störungen. Die Reduzierung der inneren poetischen Bilderwelt bedeutet auch eine Reduzierung sinnlich-emotionaler Empfindungsmöglichkeiten, einen Ver-lust an Empathie, Mit-Gefühl, Mit-Menschlichkeit, letztendlich an Liebe.

Diese veränderte Befindlichkeit schafft eine innere Leere, ein Vakuum, das gefüllt werden will, oft mit wenig zuträglichen Mitteln. Langeweile kann zum Nährboden von Gewaltbereit-schaft oder anderen Kompensationsformen werden. Die steigende Zahl gewalttätiger Kinder und Jugendlicher ist Zeichen eines Mangels an geistig-seelischer Nahrung sowie Ausdruck von Stress und Hektik, Hoffnungs- und Perspektivlosigkeit. Es fehlen Inseln der Ruhe. Phan-tasie, Poesie und Märchen sind solche Orte, kostenlos und jederzeit aufsuchbar.

»Das Glück der Phantasie haben nicht viele Kinder«, schrieb vor Jahren Marie Luise Kaschnitz, Schriftstellerin und Poetin, vielleicht schon in Vorausschau des kommenden Medienzeitalters. *Auf den Flügeln der Phantasie durch das Blau der Nacht* lädt dazu ein, der Phantasie wieder breiteren Raum zu gewähren.

Einschlafrituale für eine Gute Nacht

Kinder brauchen und lieben ihre Einschlafrituale. Sie bilden die notwendige Übergangsphase vom Tag zur Nacht, sie sind emotionale Schutzräume. In dieser kurzen Zeitspanne wird eine Distanz zum vielfältigen Alltagsstress gewonnen. Dieser wird oft zum Angst auslösenden Verfolger des Schlafes. Er bringt selten schöne Träume, hat eher Albträume in seinem Gefolge.

Märchen sind für viele Kinder ein beliebtes Einschlafritual. Ein dem Kind liebevoll zugewandter Mensch, der abends an seinem Bett sitzt, hat einen hohen therapeutischen Wert. Ich konnte in meiner Praxis immer wieder beobachten, dass durch veränderte abendliche Einschlafgewohnheiten die nicht seltenen schweren Schlafstörungen von Kindern in kurzer Zeit ohne Medikamente verschwanden.

Die in diesem Buch enthaltenen Märchen eignen sich besonders gut als Einschlafrituale. Sie entspannen, beruhigen und erleichtern das Einschlafen. Sie führen längerfristig zu einem tieferen, erholsameren Schlaf. Die Märchen wirken wie ein Filter. Belastendes bleibt draußen.

Aus den 26 Gute-Nacht-Geschichten wird sich ein Kind bald sein Lieblingsmärchen wählen und vor dessen Ende oft schon sanft in den Schlaf gesunken sein.

Ich wünsche allen Kindern mit den Märchen eine »gute Nacht« und am Tag »schöne Träume« in der Welt der Phantasie.

Anregungen zum Vorlesen

Vorgelesen zu bekommen ist eine wunderbare Möglichkeit zu träumen, zu entspannen und Zeit und Raum zu vergessen. Wir sind in einer anderen Welt, einer Welt voll Ruhe und Stille. Sowohl der Vorlesende als auch der Zuhörer werden die positive Atmosphäre genießen, die durch die Wort-Bilder entsteht. Kein elektronisches Sandmännchen kann dies je ersetzen. Für das Vorlesen bedarf es keiner großen Erklärungen, aus meiner Erfahrung möchte ich aber einige Anregungen geben:

- Die Märchen wirken durch das eingebundene Autogene Training am Tag und in der Nacht.
- Sitzend oder liegend kann man sie hören. Man kann sich Zeit nehmen zum Weiterträumen oder sie als kurze Entspannungsphase in den Alltag einbauen.
- Kinder sollten nach den Märchen über ihre Erlebnisse und Empfindungen sprechen oder sie kreativ ausdrücken können.
- Empfehlenswert ist eine äußerlich störungsfreie Atmosphäre.
- Die innere Bereitschaft des Vorlesenden ist ein wichtiger Faktor. Vorlesen kann kein Beruhigungstrick sein.
- Die Stimme des Vorlesenden hat Einfluss auf die Wirkung eines Märchens. Sie ist ein wichtiges Instrument zur Vermittlung des märchenhaften Inhalts und zur Übung des Autogenen Trainings.
- Eine Stimme verrät die Gemütslage des Vorlesenden beziehungsweise seinen inneren Spannungszustand.
- Eine langsame, ruhige Sprechweise in »Schonstimme« dient der Kunst des Vorlesens.
- Erwachsene sollten genügend Zeit einplanen, damit die Märchen gut »ankommen«.

- Für kleinere Kinder wählt man zunächst kurze Märchen aus.
- Die längeren Märchen sind oft in Fortsetzungen unterteilt. Jeder Abschnitt endet mit Entspannungsimpulsen.
- Alle Übungen des Autogenen Trainings und andere therapeutische Impulse sind farbig gedruckt.
- Die Märchen können beliebig gekürzt oder erweitert werden, und es kann zwischen poetischen, phantastischen Märchen oder mehr realitätsbezogenen Geschichten gewählt werden.
- Bei einigen Märchen wird das Kind als Hauptperson angesprochen.
- Kein Märchen ist grausam oder spektakulär. Harmonie um jeden Preis wird vermieden, die Geschichten enden meist märchenhaft-logisch.
- Schwerpunkt in allen Märchen ist die Bedeutung innerer Ruhe. Der Wert der Stille, des Innehaltens, ist eine wesentliche Botschaft.
- Meditative Aspekte regen das Kind zum Nachdenken an, zur stillen, inneren Betrachtung. Andere Geschichten beziehen das Kind aktiver in ein märchenhaftes Geschehen ein.
- Die meisten Märchen bieten einen hohen Identitätswert.
- Nach Abenteuern und wundersamen Erlebnissen sinkt die Hauptperson der Märchen meist in eine tiefe Ruhe, als eine Art Belohnung für das Überstehen und Bewältigen von allerlei Ereignissen und Gefahren.

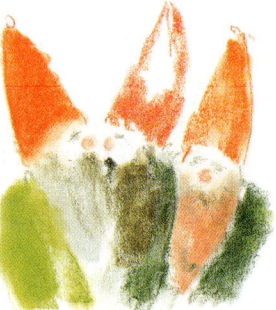

Glückskinder

»Ein Glückskind ist ein Kind, das eine reiche, farbige Phantasie hat und des Nachts die schönsten Träume träumt.« Der Begriff »Glückskind« ist in meiner therapeutischen Arbeit ein wichtiger Ansatz.

Nicht viele Kinder bezeichnen sich spontan als Glückskind. Ihre reale Lebenssituation und Lebenserfahrung spricht oft dagegen. Vielen Kindern kam es in meinen Kursen überhaupt nicht in den Sinn, sie könnten ein Glückskind sein. Ihr Werte- und Weltbild hatte sich eher an nicht erfüllter materieller »Glückserfüllung« orientiert. Dieses »Glück« eines materiellen Reichtums schien ihr einziges Lebensziel zu sein. Doch dies war Spiegelung elterlicher Wunschvorstellung oder der in den Medien vorgegaukelten virtuellen Wirklichkeit.

Im pädagogisch-therapeutischen Raum nutzen wir den Begriff Glückskind als Affirmation. Eine Affirmation ist ein positiver Vor- und Leitsatz, Ausdruck positiven Denkens, eine Verstärkung und Bejahung.

Ein Kind, mit dem Begriff Glückskind immer wieder in meinen therapeutischen Märchen konfrontiert, identifiziert sich mit ihm oder der Hauptfigur, kann ihn sich zu Eigen machen und ihn verinnerlichen. Damit ist ein Gefühl von großer Ruhe, Wohlbehagen und Zufriedenheit verbunden. Mit der Zeit entwickelt sich eine größere Selbstakzeptanz, und der Begriff Glückskind wird mit den positiven Eigenschaften und Erfahrungen in das Unterbewusstsein versenkt und dort wie ein Code gespeichert. Dort kann er mit einiger Übung jederzeit und überall abgerufen werden und er wird seine therapeutische Wirkung, auch in Krisensituationen, entfalten. Sein Erfolg wird »fühlbar«. Durch regelmäßige Wiederholung entwickelt der Begriff eine nicht zu unterschätzende Eigendynamik.

Die Formel bzw. Affirmation »Glückskind« bedeutet also die Stärkung des Selbstvertrauens, eine größere Selbstsicherheit, ein gestärktes Selbstwertgefühl und ein neues Selbst-Bewusst-Sein.

»Ich bin ich und das ganz uneingeschränkt.« Die Märchen in diesem Buch helfen die Grenzen kindlicher Selbstentfaltung zu erweitern. Die Affirmationen »geschützt, geborgen, gewärmt« bieten Sicherheit, eine größere Autonomie und innere Unabhängigkeit im Alltag.

Dem Kind wird die Erkenntnis, dass es über einen großen inneren (immateriellen) Schatz verfügt, der ihm jederzeit zur Verfügung steht und von dem es so viel nehmen kann, wie es will und der nie zu Ende geht, zur alltäglichen Lebenshilfe.

Starke Kinder – Kinder mit einem stabilen Selbstwertgefühl –, gelassene Kinder – Kinder, die man (los-)gelassen hat –, zeigen nicht nur mehr Lebensfreude, sie weisen auch eine höhere Lernmotivation und -bereitschaft sowie eine bessere Konzentrations- und Leistungsfähigkeit auf.

»In der Ruhe liegt die Kraft«, dieser buddhistische Lehrsatz bleibt für diese Kinder keine Abstraktion.

»Ich bin ein Glückskind« ist mehr als nur ein Wort.

Märchen und
Gute-Nacht-Geschichten

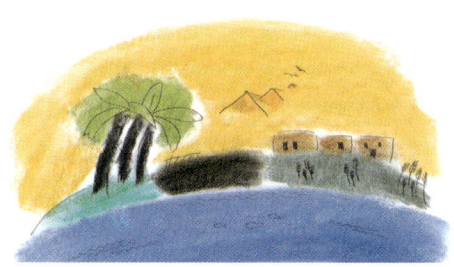

Der Singvogel

Der Herbstwind fegt wie ein wilder Gesell durch die Straßen. Er wirbelt die bunten Blätter auf, die mit den Vögeln um die Wette durch die klare Luft fliegen.

In einem der hohen, grauen Häuser der Straße ist ein Fenster weit geöffnet. Ein Vogelkäfig hängt dort. Ein Vogel sitzt auf einer dünnen Holzstange und schaut unbeweglich hinaus. Er gehört einer Familie von Menschen, die aus einem fernen Land gekommen sind, wo die meisten sich einen Singvogel im Käfig halten. Mancher Vogel schickt sich in sein Schicksal, er erträgt das Eingesperrtsein und begrüßt jeden neuen Tag mit fröhlichem Gesang. Aber mancher Vogel, wie der Singvogel dieser Geschichte, trauert seiner verlorenen Freiheit nach und sitzt stumm in seinem Käfig. Selbst die besten Leckerbissen vermögen ihn nicht zum Singen zu bringen. Die Menschen bemühen sich liebevoll um ihn. Sie sitzen vor seinem Käfig und singen ihm die Lieder ihrer Heimat vor.

Vergebens. Der Vogel sitzt in seiner Trauer still und fast unbeweglich in seinem Käfig. Jeden Tag, wenn die Sonne das Fenster erreicht, schmerzt sein kleines Herz. Die Sehnsucht, frei in den Lüften zu fliegen, dem Licht, der Sonne entgegen, schnürt seine Kehle zu. Kein Ton kommt je aus seinem winzigen Schnabel. Sein Kummer ist stumm und unhörbar.

Eines Tages hat ein Kind der Familie den Käfig gesäubert und versäumt, die kleine Tür wieder fest zu verschließen. Das Wohnzimmerfenster ist weit offen, die Sonne lockt in einem blitzblauen Himmel. Der Singvogel stößt das Käfigtürchen auf, und mit einem kräftigen Flügelschlag schwingt er sich aus dem Fenster seiner Freiheit entgegen.

Er fliegt in weiten Kreisen über die Stadt. Über den Fluss, die Parks, über Wiesen und Felder, die um die Stadt herum liegen. Er ist wie berauscht vom köstlichen Gefühl, frei zu sein. Im Flug fängt er saftige Fliegen, die er mit Appetit verspeist.

Als er so über die bunten Herbstbäume fliegt, löst sich plötzlich ein kräftiger Ton aus seiner Kehle. Er singt und jubiliert, dass selbst die Sonne lacht. So klar und schön singt er, dass die Menschen stehen bleiben und in die Luft schauen. Sie sehen den Singvogel wie einen kleinen Punkt durch die Lüfte fliegen.

Als es langsam Abend wird und der Singvogel sich vom Fröhlichsein müde fühlt, beginnt er nach einem Nachtquartier zu suchen. In den Käfig will er nie mehr zurück.

In dem Park, der wie eine Oase in der lauten Stadt liegt, findet er einen stattlichen Baum, der hier schon seit Menschengedenken steht. Lange bevor die Stadt gebaut wurde, gab es an dieser Stelle einen Forst, in dem der Kaiser des Reiches jagte. Der Baum ist der einzige, der die Zeit überlebt hat.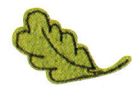

In seinen kräftigen Ästen wird sich der Singvogel seinen Platz nehmen. Er sucht zarte Gräser, Federn und Blätter, aus denen er sich ein Nest baut. Er polstert es mit dem zartesten Moos aus. Als er seine Arbeit beendet hat, legt er sich in das Nest und ist sehr zufrieden. Es ist wunderschön, gemütlich und warm.

Müde ist der Singvogel, müde und schwer fühlt er sich.
Seine Glieder und auch die Flügel sind schwer.
Fühl mal, wie schwer er ist.
Der Körper ist schwer, ganz schwer und müde.
Warm, angenehm warm ist es im Nest.
Fühl mal, wie angenehm warm es ist.
Warm und geborgen liegt er da. Er fühlt sich geborgen
und geschützt in seinem Nest.
Er träumt von Freiheit und Liedern.
Kuschelig warm ist es im Nest.
Fühl mal, wie warm und kuschelig es ist.
Du fühlst dich geborgen, warm und geschützt.
Du träumst die schönsten Träume.

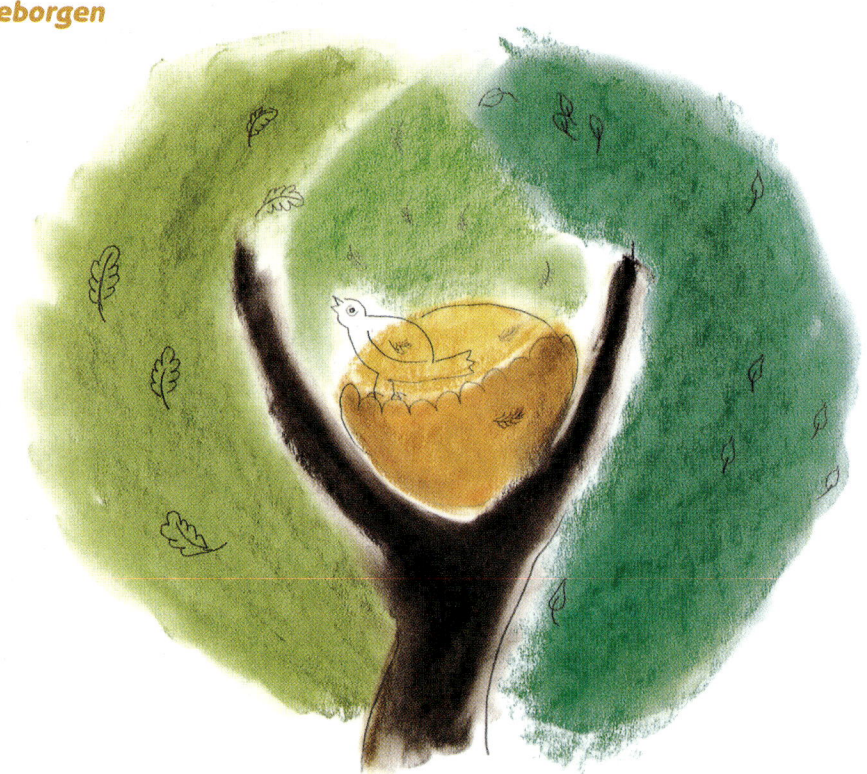

Die kleine Wolke

An manchen Tagen können wir mit unseren Augen die Wolken am Himmel auf ihrer weiten Reise um die Welt ein Stück begleiten. Es gibt viele verschiedene Wolken, sie unterscheiden sich in ihren Formen und Farben. Wir können lange zum Himmel sehen, um sie alle in Ruhe zu betrachten.

Der Wolkenhimmel ist wie eine große Bühne, auf der allerlei geschieht. An manchen Tagen fliegen die Wolken so schnell, dass wir Mühe haben, ihnen mit unseren Augen zu folgen. An anderen Tagen bläst der Wind so kräftig, dass die Wolken schnell ihre Form verändern. Dann entstehen ganz neue Wolkenbilder. Es gibt helle und dunkle Wolken, große und kleine, dicke und dünne.

Im Sommer hängen oft riesengroße, blütenweiße Wolken wie Wattebüschel im Blau des Himmels. Es gibt Wolken, die wie große, zarte Federn aussehen, oder Schäfchenwolken, die den Himmel dicht bevölkern. Oft ist eine große Wolke von vielen kleinen umgeben.

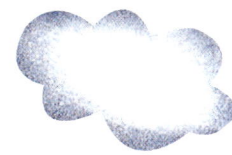

An manchen Tagen ist der Himmel durch schwarze Wolken verdunkelt. Es sind die Regenwolken, die darauf warten, ihre schwere Last abwerfen zu können. Auf der Erde warten Menschen, Tiere und die ganze Natur in vielen Ländern und Kontinenten auf den fruchtbringenden Regen. Ihren Quellen und Flüssen droht sonst Gefahr zu versiegen, und die Ernten müssen verdorren.

Die kleine Wolke, von der unser Märchen handelt, gehört zu einer großen

Wolkenfamilie, die seit Jahrhunderten die Natur mit lebensspendendem Regen versorgt. Die kleine Wolke hat viele Geschwister, Vettern und Cousinen, mit denen sie die vergnüglichsten Stunden verbringt. Dann ist am Himmel ein Gerenne und Geschrei, dass manche alte Wolke ihr Gesicht verzieht. Das muntere Treiben stört den geruhsamen Schlaf der Alten, die viele, weite Reisen um die Welt hinter sich haben und sich nun ausruhen wollen.

Auch in der Nacht, wenn alle Kinder auf der Erde schon schlafen, ist am Himmel noch reger Betrieb. Die Wolkenkinder spielen Fangen und Haschen, sie rennen um die Sterne herum, hinter denen sie sich verstecken können. Der Mond beobachtet belustigt ihr Treiben.

In einer schönen Nacht toben die Wolkenkinder wieder einmal vergnügt herum, bis plötzlich ein Schrei ertönt. Eins der Wolkenkinder, der jüngste Vetter unserer kleinen Wolke, ist an der Spitze eines großen, funkelnden Sterns hängen geblieben. Mit eigener Kraft kann er sich nicht mehr befreien. Je mehr er zieht und zerrt, desto mehr verhakt er sich. Er weint so fürchterlich, dass seine Tränen unaufhaltsam als lebensspendender Regen zur Erde rinnen.

Die Wolkenkinder sind so erschrocken, dass sie davonlaufen und sich in dem Schoß einer Wolkenmutter verstecken. Nur unsere kleine Wolke verliert nicht die Ruhe. Sie wird ihren Vetter befreien.

Sie fliegt über den Stern, über all seine Sternspitzen. Zart fasst sie ihren Vetter an und zieht ihn von oben ganz behutsam an, weg von der Sternspitze. Sie zieht behutsam, aber mit Leibeskräften. Sie ächzt vor Anstrengung, ganz warm wird ihr dabei. Und siehe da, der Vetter kommt frei.

Überglücklich bedankt er sich und fliegt zu seinen Geschwistern zurück.
Unsere kleine Wolke ist froh, aber auch erschöpft von all der Aufregung
und Anstrengung.

Sie fühlt, wie müde und schwer ihre Glieder sind.
Ihr ganzer Körper ist schwer.
Fühl mal, wie schwer er ist.
Der ganze Körper ist schwer.
Ihr Körper ist auch warm geworden.
Der ganze Körper ist warm, wohlig warm.
Fühl mal, wie warm der Körper ist.
Der ganze Körper ist warm.

Sie legt sich zum Schlafen nieder. Sie überdenkt noch einmal diesen Tag
und dabei fallen ihr langsam die Augen zu.

Sie liegt ganz entspannt und gelöst.
Ihr ganzer Körper ist gelöst, entspannt.
Fühl mal, wie gelöst und entspannt sie ist.
Ganz ruhig ist sie und vollkommen entspannt.
Sie träumt die schönsten Träume.

Das fliegende Kind

In einer kleinen Stadt ist der bunte Jahrmarkt zu Ende. Nur ein Bündel Luftballons hängt noch an einem Laternenpfahl. Im Wind schaukeln die bunten Ballons hin und her, hin und her.

Wie dein Atem, auch er schwingt ruhig hin und her, ein und aus.

Ein Glückskind bindet die Ballons los. Es hält sie fest in seinen Händen und läuft damit vergnügt durch die Straßen der kleinen Stadt. Der Wind weht ihm um die Nase.

Plötzlich spürt es, wie es sacht von der Erde abhebt. Es beginnt zu fliegen. Ohne Angst fliegt es hoch und immer höher. Die Ballons hält es fest in seinen Händen. Die Häuser unter ihm werden immer kleiner. Das Kind schwebt über allem, frei und federleicht.

Es fliegt über den Stadtpark. Der kleine Teich dort unten schimmert wie eine Träne. Wie kleine weiße Pünktchen wirken die Enten und Schwäne. Das Kind fliegt weiter, schwebt übers Land, über die Flüsse und Seen. Alles Schwere fällt von ihm ab. Leicht und frei fühlt es sich. Die Brust wird ihm weit. Vor Freude und Vergnügen schreit es so laut, dass die Vögel verwundert blicken. Noch nie haben sie ein fliegendes Kind gesehen.

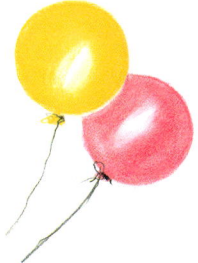

Ein Vogel mit den allerschönsten Federn fliegt eine Weile ruhig neben dem Kind her. Der Vogel und das Kind sehen sich ohne Scheu an. Bald hat das Kind die vertraute Landschaft verlassen. Hohe, schneebedeckte Berge kommen näher. Mühelos fliegt das Kind über die spitzen Zacken, auf denen ein wenig verrutschter Schnee hängen geblieben ist. Die Tiere des Berges bleiben vor Staunen stehen und beäugen das seltsame Bild. Ein fliegendes Kind mit bunten Luftballons!

Bald liegen auch die Berge hinter ihm. Von weitem schimmert ein Meer. Das Kind nähert sich dem Meer, das sich blau und glatt in der Mittagssonne rekelt. Es landet sicher auf einer großen Welle. Dort ruht es sich von seiner weiten Reise aus.

Nach einer Weile lässt es sich von den Wellen weiter tragen, bis ins Reich Neptuns. Er ist König in diesem Meer.

Die Fische verdrehen sich fast den Hals, um das auf den Wellen reitende Kind mit den bunten Luftballons zu sehen.

Delphine, diese fröhlichen Gesellen, begleiten das Kind mit munteren Sprüngen.

Ein riesiger Wal pflügt durchs Wasser und hinterlässt aufgewirbeltes Wasser. Das Kind hält sich an den Wellen fest.

Einige Seepferdchen schwimmen in stolzer, aufrechter Haltung dem Kind voraus.

Auf einmal sieht das Kind silberne Fäden im Meer schimmern. Es sind die Leinen eines Muschelwagens, den andere Seepferdchen hinter sich her ziehen. Vielleicht ist es der Wagen der Meereskönigin?

Die Reise des Kindes endet auf einer Insel. Seine abenteuerliche Reise ist nun zu Ende.

Was es dort auf der Insel erlebt? Nun, das ist eine andere Geschichte.

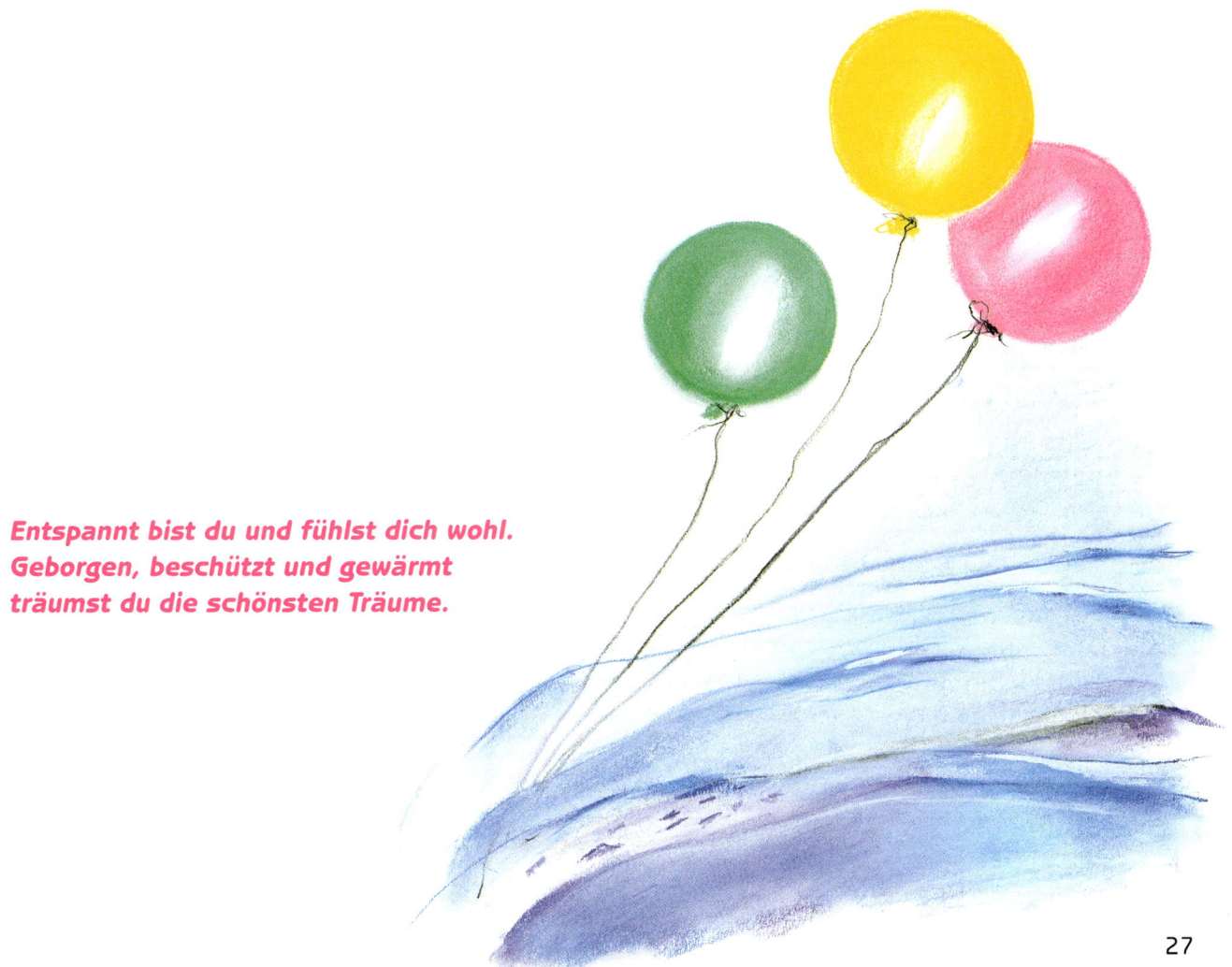

Entspannt bist du und fühlst dich wohl.
Geborgen, beschützt und gewärmt
träumst du die schönsten Träume.

27

Der Bär und der Schmetterling

Ein großer Bär wandert gemächlichen Schrittes durch einen Wald, von einem Ende zum anderen. Er sucht nach besonders saftigen Beeren und Blättern. Das Schönste wäre, er fände seine Leibspeise, süßen Honig.
Durch das lange Wandern wird der Bär müde. Er sinkt ins weiche Gras und streckt sich genüsslich aus. Er gähnt mit weit aufgerissenem Maul und brummt vor Wohlbehagen. Sein Brummen dringt durch den ganzen Wald. Bald ist der Bär ins Land der schönen Träume versunken. Er schläft und sein ruhiges Atmen hebt und senkt seine Brust und seinen dicken Bauch.
Ein bunter Schmetterling wird von dem weichen Bärenfell angelockt. Er setzt sich, gar nicht ängstlich, auf den Bauch des Bären.
Der Schmetterling wird beim Einatmen des Bären sanft nach oben gehoben und beim Ausatmen wieder nach unten gesenkt. Wie der Bauch des Bären, der sich beim Atmen hebt und senkt, wird der Schmetterling hoch gehoben und hinab gesenkt. Das macht ihn aufs Angenehmste müde.
Bald ist der Schmetterling eingeschlafen. Beide schlafen nun friedlich, der große Bär und der kleine Schmetterling, und sie träumen die schönsten Träume.

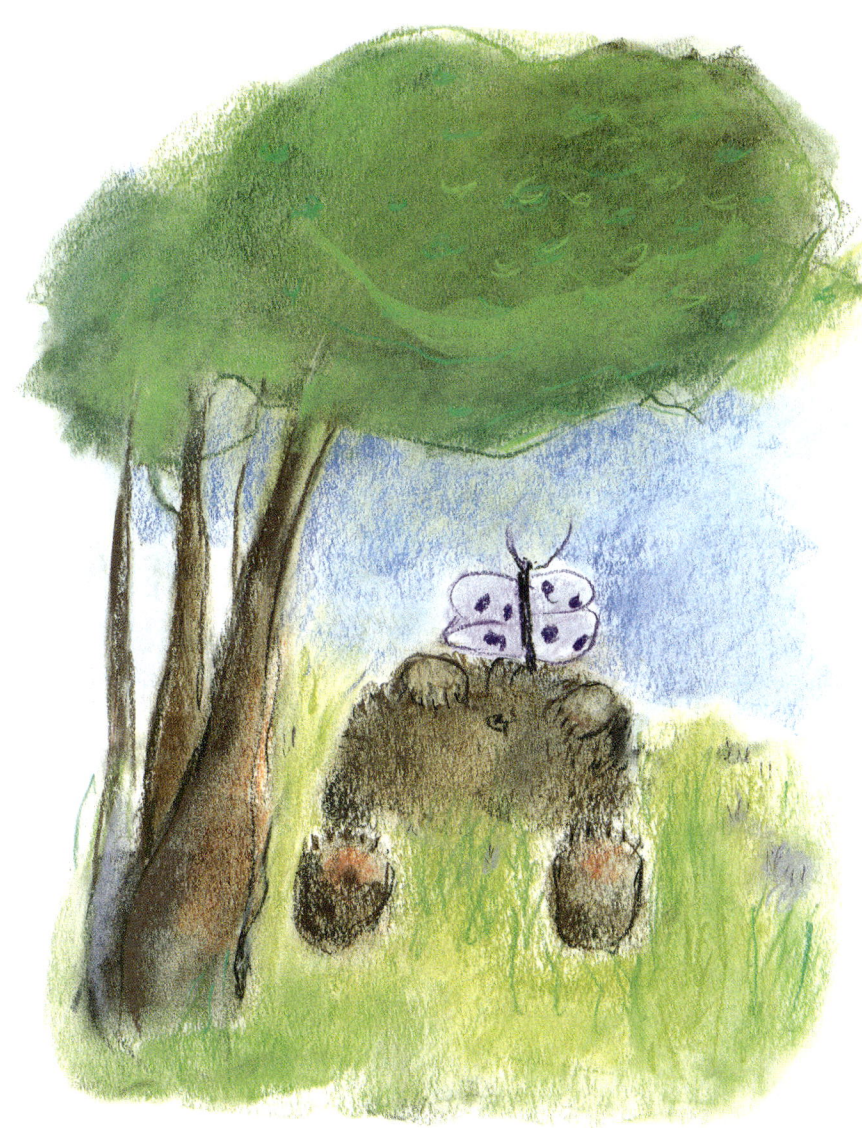

Träume auch du weiter.
Fühl dich wohl.
Entspannt und ruhig, wohlig warm,
bist du geborgen und beschützt.

Der Glücksstern

Langsam verabschiedet sich der Tag. Müde ist er geworden von all den Pflichten, die er erfüllte.

Der Tag verabschiedet sich von den Menschen, Tieren und Pflanzen, vom Meer, vom Fluss, vom Wald und von den Wiesen. Sogar den Steinen sagt er auf Wiedersehen.

Der helle Tag macht Platz der dunklen Nacht, die nun langsam wie eine schützende Decke die Welt umhüllt.

Sieh mal hinauf zum Himmel. Ganz hoch droben siehst du ein leuchtendes Blau. Wie aus schönster blauer Seide scheint der Himmel fein gewoben.

Ein leuchtender Punkt erscheint im dunklen Blau. Es ist der Abendstern, der als Erster am Himmel leuchtet.

Schau, wie schön er ist, wie zauberhaft sein Licht im Blau dort schimmert.

Ein neuer Stern erscheint im Himmelsblau, immer mehr Sterne leuchten auf. Bald erscheint der Himmel übersät von strahlenden Sternen. Jeder Stern hat seine eigene Form und Farbe. Jeder Stern ist eine eigene Welt, unverwechselbar und einzigartig.

Ein Stern gefällt dir besonders gut. Es ist dein Stern, dein Glücksstern, der nur dir gehört. Dein Glücksstern, der dich behütet und beschützt.

Ihm kannst du alles anvertrauen, was dich bedrückt, auch deine Freude kannst du ihm zeigen. Er gibt dir Kraft. Vertraue dieser Kraft, deiner Kraft und Stärke, sie wird dich nicht verlassen.

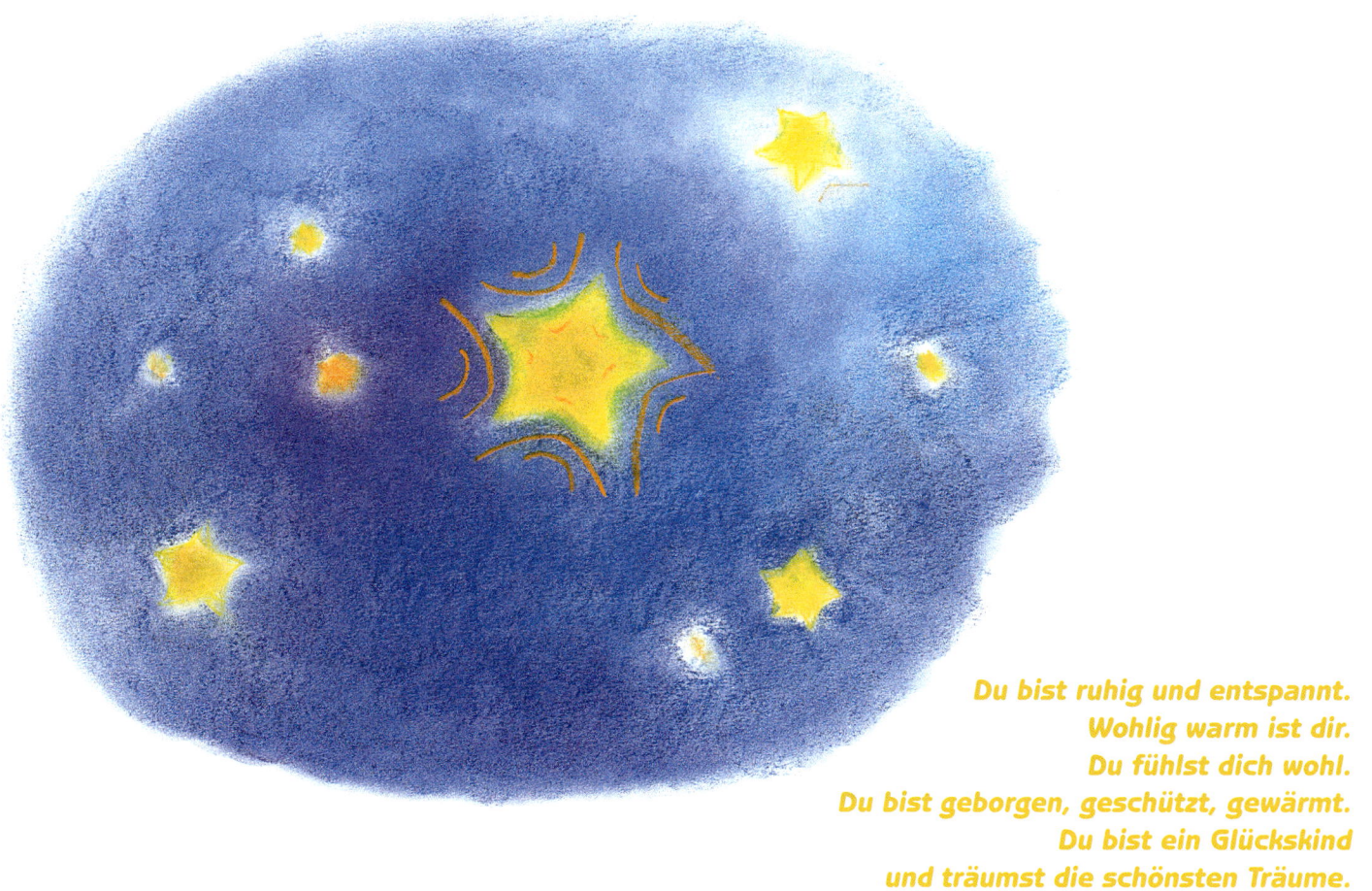

Du bist ruhig und entspannt.
Wohlig warm ist dir.
Du fühlst dich wohl.
Du bist geborgen, geschützt, gewärmt.
Du bist ein Glückskind
und träumst die schönsten Träume.

31

Der schwarze Wal

Hoch oben im Meer des Nordens lebt ein schwarzer Wal. Er ist alt und gilt als sehr weise. Er hat viele Abenteuer in seinem langen Leben überstanden. Manch tiefe Narbe in seiner Haut zeugt von Kämpfen und Gefahren. Der Wal ist ein Einzelgänger. Selten besucht er seine große Familie, die in vielen Meeren der Welt verstreut lebt.

Er liebt die unendliche Einsamkeit des Meeres, das am nördlichsten Punkt der Erde eiskalt ist. Eisblöcke in allen Größen schwimmen dort. Manche sehen wie prächtige Eispaläste aus, manche ähneln mehr Tier- oder Menschengestalten, andere wirken wie geheimnisvolle Fabelwesen. Sie schwimmen lautlos durch das Wasser, das blaugrün schimmert. Von den Eisbergen lösen sich oft große Brocken. Dann grollt und stöhnt es fürchterlich. Krachen die abgebrochenen Eisblöcke ins Meer, dann schäumt dies unter grässlichem Gekreisch und Geheul haushoch auf. Selbst die Fische und Seelöwen flüchten dann in die tiefste Tiefe des Meeres hinab, wo sie ungefährdet weiterschwimmen können. Der Wal kennt dieses Spiel der Eisberge schon seit vielen

Jahren. Er hat keine Angst. Mit einem tiefen Schnauben dringt sein riesiger Körper pfeilschnell durch das Meer.

Er ist ein guter Beobachter dieser Welt. Er sieht und hört alles, er kennt alle Meeresbewohner.

Scheint die Sonne, taucht er aus der Dunkelheit des tiefen Meeres hinauf zur Wasseroberfläche. Sein dicker Rücken ragt dann aus dem Wasser. Er lässt sich von der Sonne wärmen. Der Wal traut sich auch mal in die Nähe der Stände, die dort oben im Norden menschenleer sind. Dort darf er aber nie in das flache Wasser geraten, sonst droht ihm Gefahr, wie ein Schiff zu stranden. Aus eigener Kraft könnte er dann seinen schweren Körper nicht mehr befreien. Doch der Wal ist ein erfahrener, kluger Meereskenner, der all diesen Gefahren aus dem Weg geht.

Als er eines Tages wieder die kurze Sonne des Nordens genießt und ihr seinen Rücken wohlig entgegenstreckt, hört er ein beunruhigendes Geräusch. Ein trompetenähnlicher Ton, den nur Wale in Bedrängnis ausstoßen. Er reckt sich aus dem Wasser und erblickt am nahen Strand einen kleinen, noch jungen Wal. Der stammt aus einer anderen Familie. An seiner grauen Haut lässt sich das erkennen.

Der junge Wal liegt hilflos auf dem nassen Sand außerhalb des Meeres. Er hat die Gefahr des flachen Wassers unterschätzt und ist auf dem Sand gestrandet. Alleine kann er sich nicht mehr helfen. Für den schwarzen Wal ist es nicht ungefährlich, so dicht an den Strand zu schwimmen, um seinen Artgenossen zu befreien. Vorsichtig schwimmt er zu dem Gestrandeten. Er nimmt dessen Schwanzflosse ins Maul und zieht ihn zum Meer hin. Das kostet ihn große Kraft. Ganz

langsam nur kann der alte Wal den völlig erschöpften Jungwal ins Meer
zurückschleppen.

Das strengt ihn an.
Er fühlt sich ganz schwer.
Fühl mal, wie schwer er ist.
Der ganze Körper ist schwer.

Doch bald hat er es geschafft. Der kleine Wal rutscht wieder ins ungefähr-
liche tiefe Wasser zurück. Nach einem »Dankeschön« schwimmt er zurück
in seine heimischen Gewässer.

Der alte, schwarze Wal genießt das sonnenwarme Wasser.
Er genießt die Wärme der Sonne auf seinem ganzen Körper.
Das entspannt ihn.
Sein Körper fühlt sich warm, gelöst und ganz entspannt an.
Fühl mal, wie warm, gelöst und entspannt er ist.

Der fliegende Teppich

Im Osten geht die Sonne auf. Dort ist das Morgenland, der Orient. Die Menschen sprechen eine andere Sprache, haben andere Gebräuche und oft auch andere Kleidung. Die alten Männer tragen Kaftane, das sind lange Gewänder, und einen Turban. Manchmal bedeckt auch der Fes, ein kleiner, runder, roter Filzhut den Kopf.

Die Menschen beten zu einem anderen Gott. Ihr Gotteshaus nennen sie Moschee. Ihr Pfarrer heißt Imam.

Im Morgenland werden die schönsten Teppiche der Welt geknüpft. Auch viele Kinder sitzen vor den alten, hölzernen Webstühlen. Das Teppichknüpfen ist eine schwere Arbeit. Aus vielen Tausenden von Knoten besteht solch ein kostbarer Teppich. Seine Wolle wird aus dem Fell der Bergschafe gewonnen und die Farben aus Pflanzen und Mineralien. Das gibt besonders schöne Farben, die noch nach vielen Jahren frisch leuchten. Die Muster der Teppiche sind sehr alt. Menschen in aller Welt erfreuen sich an den Teppichen aus dem Orient.

In alten Zeiten gab es Fürsten, die sich die herrlichsten Paläste bauen ließen. Sie waren mit vielen Kostbarkeiten und den schönsten Teppichen aufs Prächtigste geschmückt.

In den Moscheen liegen Teppiche, die nie mit Schuhen betreten werden dürfen.

Ein Palast ist besonders schön. Blühende Gärten mit hohen Palmen umgeben ihn. Exotische Vögel und andere Tiere bewegen sich frei in den Gärten, in denen das Wasser der Marmorbrunnen in der Sonne glitzert. In jedem der Abertausend Wassertröpfchen spiegelt sich die Sonne. Es sieht aus, als ob ungezählte Edelsteine in den Farben des Regenbogens in der Luft schweben würden.

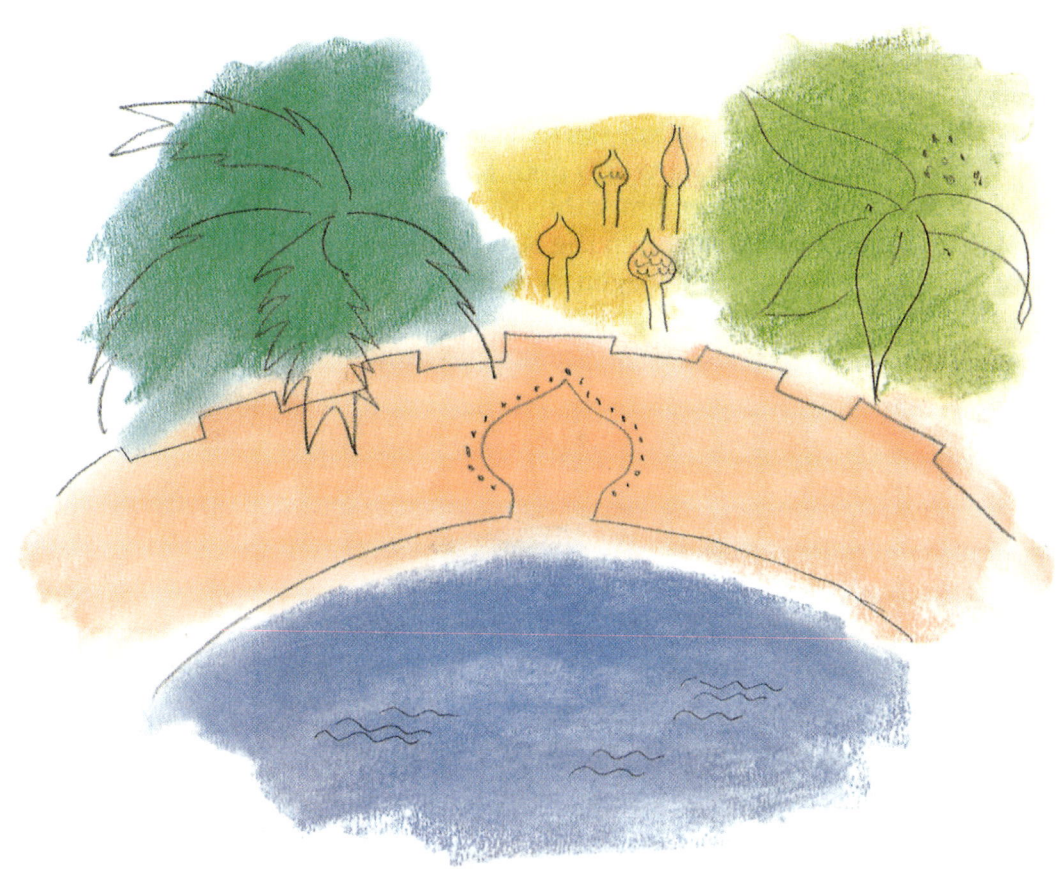

Im Hof des Palastes liegt ein großer Teppich. Es ist ein fliegender Teppich. Du setzt dich auf ihn, konzentrierst dich, und schon hebt er ab zu einer Reise, wohin deine Phantasie dich trägt.

Du sitzt auf dem fliegenden Teppich.
Fühl einmal mit deinen Händen die feine Wolle.
Sieh die schönen Farben und Muster an.
Du fühlst, wie der Teppich sanft vom Boden abhebt.
Du sitzt sicher und geborgen auf dem Teppich.
Er beginnt zu fliegen.
Du bist ganz ruhig und entspannt.
Die Sonne wärmt dich.
Sie wärmt die Glieder, den ganzen Körper.
Angenehm warm ist die Sonne.
Ein leichter, kühler Wind streicht über deine Stirn.
Du fühlst, wie wohlig warm dein Körper ist.
Deine Stirn ist angenehm kühl.
Lass deinen Teppich durch die Kraft deiner Phantasie
durch die weite Welt fliegen, wohin du willst.
Schau dir alles auf deiner Reise an. Du siehst so vieles.
Du fühlst dich ruhig, sicher, geborgen und ganz entspannt.

Das Traumsegelschiff

Das Sandmännchen besucht am Abend Menschen, Jung und Alt. Es streut aus seinem Säckchen glitzernden Sand, und alle Gedanken und Sorgen gehen schlafen.

Ruhig wird es dann in dir, ganz ruhig, und du wirst die schönsten Träume träumen.

Du siehst in einem deiner Träume ein weites, blaues Meer. Sein Blau leuchtet mit dem Blau des Himmels um die Wette. Es ist, als würde dich das Blau umhüllen.

Weit am Horizont sucht ein Segelschiff sich seinen Weg durchs Meer. Seine weißen Segel blähen sich im Wind, ein Wind, der pfeilschnell über die Meereswellen bläst, bis diese sich wild hochtürmen, von kleinen Schaumkronen geziert.

Langsam kommt das Schiff nun näher, immer näher. Lautlos gleitet es durch das Wasser, durch die Wellen, die nun besänftigt an den Bug des Schiffes rauschen. Bald siehst du es nah und deutlich vor deinem inneren Auge.

Eine Flagge weht hoch am Mast. Ein Bild ist darauf. Ist es von einem Piraten, ist es ein Tiger, ein Vogel oder gar ein Totenkopf?

Märchen und Geschichten fallen dir ein, Geschichten von Piraten und Abenteuern, von fernen Ländern und rauen Meeren. Von Inselwelten, fremd, geheimnisvoll, aber auch bunt und lockend. Sie erzählen von Menschen, die dort leben wie vor hundert Jahren.

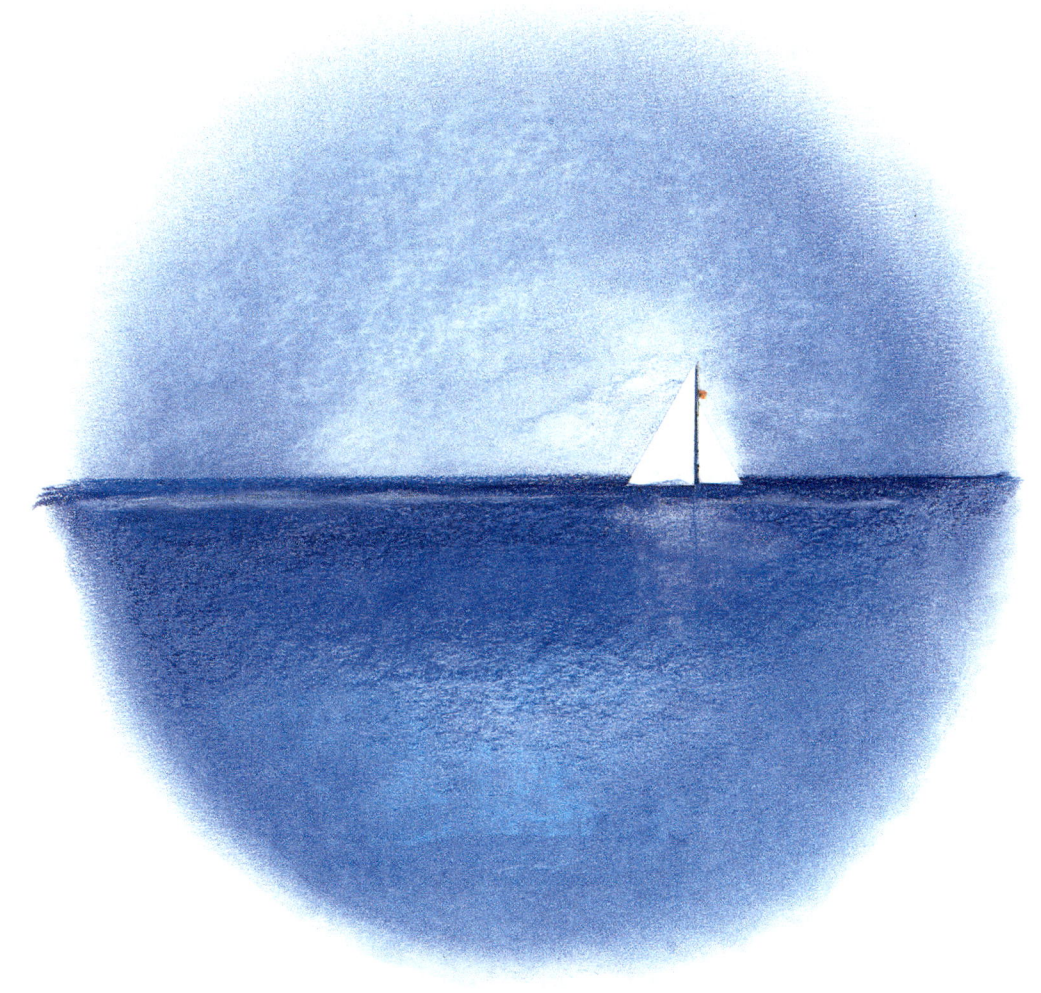

Du siehst sie sitzen, an duftenden Holzfeuern. Du hörst es knacken, die brennenden Holzscheite fallen lodernd in sich zusammen. Funken fliegen durch die Luft. Du siehst die Flammen tanzen, riechst den Duft des Holzes. Alles scheint voll wunderbarer Düfte, voll Klang und Zauber. Das Segelschiff hat den Strand erreicht und liegt im seichten Wasser, das von der Sonne noch ganz warm ist.

Die Wellen rollen an den Strand und bald zurück ins Meer. Immer wieder und wieder, hin und her, hin und her.

Du willst das Segelschiff besuchen, bittest die Phantasie zu Hilfe. Sie trägt dich flugs dorthin.

Du fühlst das Holz der Planken warm unter deinen Füßen. Hörst das Rauschen des Meeres, schmeckst das Salz auf deinen Lippen.

Auf dem Schiff siehst und hörst du so manches. Du hörst Geschichten und Seemannslieder und siehst, wie sie alte Tänze tanzen.

Lass Geschichten und Märchen dir erzählen von fernen Ländern, Menschen und wilden Abenteuern.

Du fühlst dich wohl,
bist ruhig und entspannt.
wohlig warm ist dir,
und du träumst die schönsten Träume.

Fellachen, die Bauern am Nil

Ägypten ist ein Land im fernen Kontinent Afrika. Dort regierten vor vielen tausend Jahren Pharaonen, die Könige vom Nil. Sie waren mächtige Herrscher und führten Kriege in vielen Ländern. Sie brachten große Schätze in ihr Land. Ihre Kultur stand in hoher Blüte. Noch heute bewundern wir viele Zeugnisse ihrer großen Baukunst. Ihre Grabmäler setzen die Menschen in großes Erstaunen. Wir finden sie unter der Erde, tief im Sand versteckt, oder über der Erde. Das sind die berühmten Pyramiden in der Nähe Kairos, der heutigen Hauptstadt von Ägypten. Sie haben fast unbeschadet die Jahrtausende überstanden. Ungezählte Quadersteine liegen fast zweihundert Meter übereinander geschichtet. Kein Mörtel oder Sand verbindet sie miteinander. Stein liegt auf Stein, fest und ohne Zwischenraum. Viele der Steine sind größer als ein Mensch. Tausende von Sklaven haben sie in der heißen Sonne Ägyptens geschleppt. Viele von ihnen haben diese Arbeit nicht überlebt. In dieser Zeit gab es keine Maschinen, die die Arbeit erleichtert hätten. Die Steine wurden aus großen Steinbrüchen geschlagen und auf langen Flusswegen und zu Land transportiert. Dies geschah alles nur mit der Kraft von Menschen.

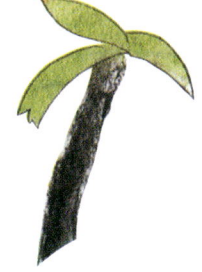

Tief im Innern der Pyramiden sind die Grabstätten der Pharaonen versteckt. Sie fürchteten sich vor den Blicken der Menschen in ihrem Leben nach dem Tod. Keiner sollte ihre Totenruhe stören. Deshalb haben sie ihre Gräber so gut verborgen, dass wir heute noch viele nicht finden können.

Auch in früheren Zeiten schon wurden die Gräber von Räubern geplündert und geschändet. Die Archäologen, die Wissenschaftler, die sich mit der Vorzeit der Menschheit beschäftigen, finden oft nach jahrelanger Suche nur ein leeres, ausgeraubtes Grab.

Um für das Leben nach dem Tod gerüstet zu sein, wurden die Gräber mit allem eingerichtet, was man zum Leben braucht. Mumien, einbalsamierte Körper, schlafen die ewige Ruhe in kostbaren Särgen.

Der Nil, der viele Länder durchfließt, ist die wichtigste Lebensader. Nur in seiner Nähe gedeihen Pflanzen und gibt es Leben. Er durchfließt große, kahle Wüstengebiete. In dem schmalen, grünen Streifen an seinem Ufer lebt eine Fellachenfamilie, das sind ägyptische Bauern. Sie kleiden sich wie ihre Vorfahren in den Zeiten der Pharaonen.

Sie tragen fußlange, dünne Gewänder aus Baumwolle. Diese bauen sie auf ihren Feldern an und verkaufen sie in alle Welt. Ihren Kopf halten sie mit Baumwolltüchern vor der Sonne geschützt.

Die ganze Fellachenfamilie arbeitet auf ihren kleinen Feldern. Sie werden mit dem fruchtbaren Nilschlamm gedüngt. Der ganze Stolz der Fellachenfamilie ist ein Kamel mit weißem Fell. Es wird wie ein Kind der Familie behütet und gepflegt. Bei der Feldarbeit hilft es, es dreht die Wassermühle und wird auch als Reitkamel benutzt. Es ist ein genügsames Tier. Die Kinder lieben es, auch wenn es manchmal sehr eigenwillig ist. Ab und an verweigert es jede Arbeit. Es bleibt störrisch liegen und ist nicht zu bewegen, aufzustehen. Nur die jüngste Tochter der Familie kann es dann beeinflussen. Sie flüstert ihm etwas ins Ohr. Mit kräftigem Schütteln steht das Kamel dann auf. Die Geschwister möchten zu gerne wissen, was das kleine Mädchen flüstert. Aber das bleibt sein Geheimnis.

Eines Tages ist im Dorf große Unruhe. Wissenschaftler aus vielen Ländern der Welt sind in das Dorf gereist. Sie hörten von dem verborgenen Grab eines Pharaos. Sie machen sich auf die Suche. Dazu brauchen sie die Hilfe der Fellachen. Das kleine Mädchen möchte ihnen helfen, denn es will für seine Familie etwas mitverdienen.

Es führt das Kamel zum Lager der Archäologen außerhalb des Dorfes. Nach langem Suchen haben diese einen riesigen Stein im Sand gefunden. Dort ist er tief und unbeweglich vergraben. So viele Menschen es auch versuchen, er lässt sich nicht bewegen. Das kleine Mädchen bietet das Kamel zur Hilfe an. Dicke Seile werden nun um den Stein geschlungen und mit dem Geschirr des Kamels verbunden.

Auf Zuruf des Mädchens zieht das Kamel kräftig am Stein. Es zieht mit Leibeskräften. Aber der Stein bewegt sich nicht. Nach langem Bemühen bewegt er sich ein wenig. Wieder zieht das Tier mit all seinen Kräften. Und plötzlich sehen alle, wie sich der Stein ganz langsam aus dem Sand herauslöst. Ein letzter Ruck, und es ist geschafft. Der Stein ist aus dem Sand und hinterlässt eine tiefe Öffnung in der Erde.

Das Kamel hat seine Aufgabe erfüllt. Es wird mit kühlem Wasser belohnt. Es legt sich müde in den Sand.

Es liegt schwer im Sand.
Seine Glieder sind schwer. Sein ganzer Körper ist schwer,
ganz schwer.
Fühl doch mal, wie schwer er ist.
Der Sand ist wohlig warm.
Die Wärme strömt durch den ganzen Körper.
Fühl doch mal, wie warm er ist.
Der ganze Körper ist warm.
Ruhig und entspannt ist es. Gelöst, entspannt und ganz ruhig.
Fühl mal, wie gelöst, entspannt und ruhig es ist.
Es schließt die Augen und beginnt zu träumen.
Willst du wissen, was es träumt?
Es träumt vom Grab des Pharao.
Doch das ist eine andere Geschichte ...

Die Salzkarawane

In einem Land im Norden Afrikas leben viele der Bewohner an der Meeresküste. Sie leben vor allem vom Fischfang. Dieser wird mit den Jahren immer schwieriger, da viele Fische das Meer verlassen haben. Eine wichtige Einnahmequelle ist jetzt die Gewinnung von Meersalz. An manchen Küstenstellen sieht es aus, als hätte es geschneit. Schneeweißes Salz liegt zum Trocknen in der Sonne. Das Meerwasser wird in viele, flache Becken geleitet. In der großen Hitze trocknet das Wasser aus, und zurück bleibt das Salz des Meeres. Salz ist in diesen Gebieten noch immer kostbar und dient dem Handel, der sich über das ganze Land erstreckt. Im Innern des heißen Landes können die Menschen kein Salz, das sie zum Leben brauchen, gewinnen. Die Salzkarawanen, die durch das ganze Land ziehen, bringen es tief in den Süden. Das an der Küste gewonnene Salz wird zu großen Steinen gepresst. So ist es für den Transport durch die Kamele der großen Karawanen, die durch die Wüste ziehen, gut geeignet. Diese Reisen dauern viele Wochen. Weite Strecken durch die Wüste müssen durchquert werden. Es ist ein schweres und mühsames Unternehmen. Kurze Aufenthalte in den Oasen sind angenehme Unterbrechungen der Reise. Dort können sich Mensch und Tier ausruhen und zu neuen Kräften kommen. Die Oasen sind grüne Inseln in dem unendlichen Gelb der Wüste. Sie besitzen Leben spendende Quellen. Versiegen diese, müssen Menschen und Tiere den Ort verlassen, und bald ist er wieder ein Teil der Wüste.

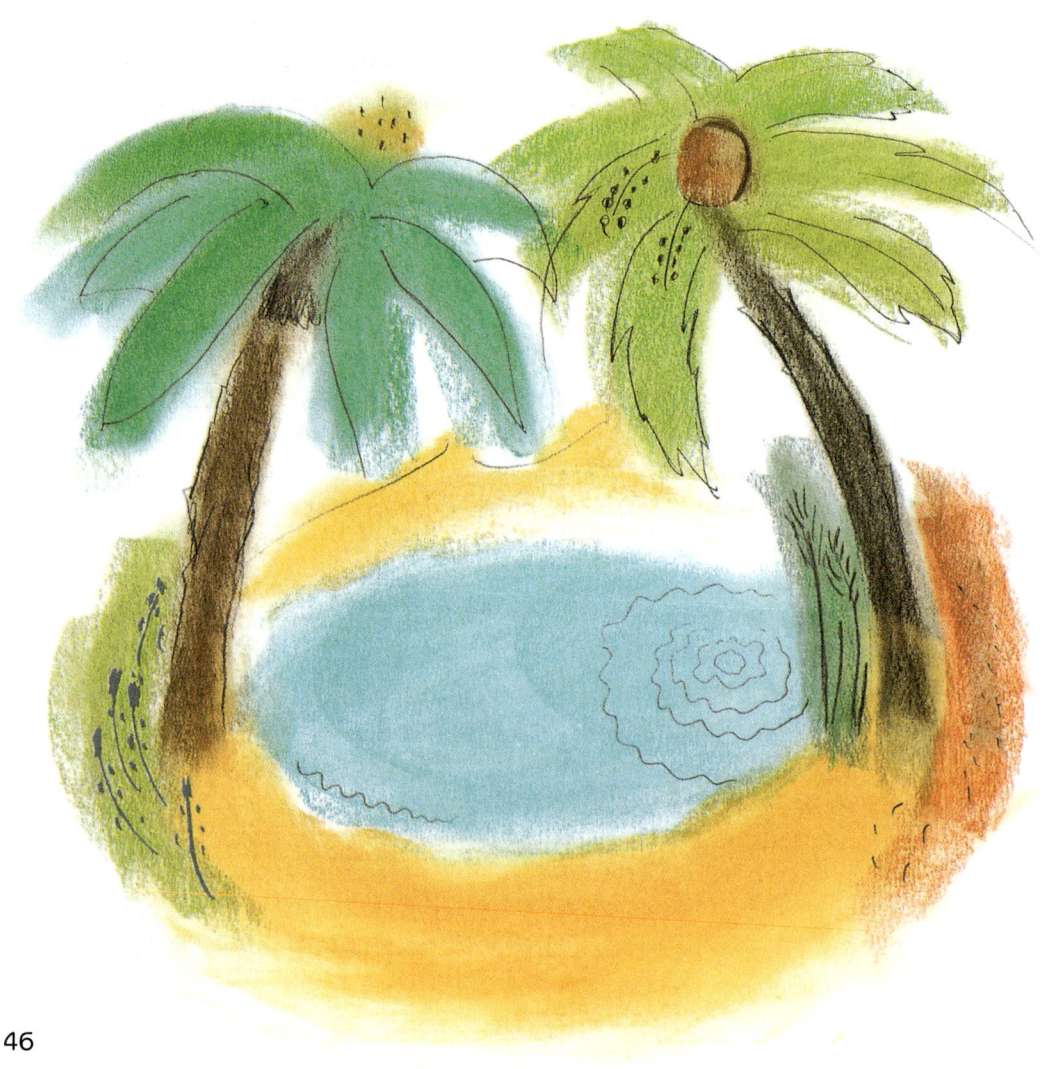

Die Salzkarawanen bedeuten für die Oasenbewohner eine unterhaltsame Unterbrechung ihres einsamen Alltags. Am Abend sitzen alle um ein Feuer herum. In kleinen Gläsern wird würziger Pfefferminztee getrunken, und die neuesten Nachrichten werden ausgetauscht. Vor dem Einschlafen werden Märchen erzählt, die schönsten Märchen des Landes. Das verhilft zu einem tiefen, erholsamen Schlaf. In den Träumen spielen die Märchen dann noch weiter.

Am nächsten Morgen, solange die Luft noch angenehm kühl ist, zieht die Karawane weiter. Sie hat sich mit frischem Wasser versorgt.

Hinter der Oase beginnt wieder die Wüste. Steinwüsten werden bald von hohen, gelben Sandhügeln abgelöst. Es ist mühsam, sie zu überqueren. Die Tage sind heiß, die Nächte kalt. Die Männer der Karawane schützen sich vor der glühenden Sonne mit langen Gewändern aus Baumwolle. Diese heißen Kaftane und reichen bis zu den Füßen. Ihren Kopf umwickeln sie mit Tüchern zu Turbanen.

Am Bauch der Kamele hängen die Lederflaschen für das Wasser. Sie halten das kostbare Nass während der Reise frisch. Ohne Wasser wäre die Karawane verloren. Es wird nur in kleinen Schlucken genossen.

In früheren Zeiten wurden die Karawanen oft von fremden, räuberischen Stämmen überfallen. Sie nahmen das wertvolle Salz als Beute mit. Manch ein Beduine verlor dabei auch sein Leben. Die Beduinen, die Wüstenwanderer, sind deshalb noch heute bewaffnet. Ihre schön verzierten Gewehre sind ihr ganzer Stolz. Zur Abwechslung der eintönigen Reise unterhalten sie sich gerne mit Wettrennen. Die Pferde und Reitkamele tragen die wildesten Jagden im heißen Sand aus. Die Männer feuern mit ihren Gewehren in die Luft. Bei dem Rennen fliegt der Sand hoch in die flirrende Luft. Die Männer stoßen gellende Schreie aus.

Am Abend, wenn die Sonne wie ein riesiger Feuerball hinter den Sandbergen versunken ist, sitzen alle um ein Feuer. Die Kamele liegen erschöpft im Sand. Dieser hat noch die Wärme des Tages gespeichert. Die Menschen lehnen sich an die warmen Rücken der Tiere. Und wieder wird Tee getrunken.

Die Nacht bricht ohne Dämmerung ein. Schwarz scheint der Himmel zu sein. Doch bei längerem Hinschauen erkennt man ein tiefes Blau. Sterne funkeln wie Millionen Lichter. Der Mond scheint in einem weißen, kühlen Licht. Müde liegen Mensch und Tier im Sand.

Ihre Glieder sind schwer. Ihr ganzer Körper ist schwer, ganz schwer.
Schwer liegen sie im Sand. Sie sinken tief hinein.
Fühl mal, wie schwer sie sind.
Die Glieder, der ganze Körper ist schwer.
Langsam entspannen sich die Glieder. Der Körper ist entspannt.
Die Wärme des Sandes dringt in den Körper.
Wohlig warm sind die Glieder, der ganze Körper.
Fühl mal, wie angenehm warm der ganze Körper ist.
Wohlig warm ist der ganze Körper.
Tiefe Ruhe liegt über allem.
Alle sind entspannt, gelöst und ruhig.
Fühl mal, wie ruhig, entspannt, gelöst sie sind.

Im Märchenschloss

In einem alten Märchen gibt es ein Märchenschloss. Es hat viele kleine Türme, die golden in der Sonne leuchten. Seine Räume sind prächtig und zeugen von Reichtum und Macht.

In einem hohen Raum, dessen Wände geschliffene Spiegel zieren, ist im Boden ein großes Becken aus blauen Edelsteinen eingelassen. Es ist gefüllt mit warmem, duftendem Wasser, in dem ein goldenes Netz hängt. Du kannst dich in deiner Phantasie gefahrlos hineinsetzen, bist sicher dort, kannst dich erfreuen.

Sanft schwingt das Netz hin und her.

Wie Zauber wirkt das Schwingen im goldenen Netz. Eine tiefe Ruhe wird spürbar, sie dringt durch alle Poren, strömt durch den ganzen Körper, auch durch Geist und Seele.

Das Schwingen besänftigt rastlose Gedanken. Die Gedanken gehen schlafen. Aber auch Sorgen und Ängste fliegen hinweg. Es ist, als würde das Gold alles Grau verscheuchen. Wie ein goldener Schein legt es sich auf trübe Gedanken.

Es ist wunderhübsch, so sanft zu schwingen, im goldenen Netz im warmen Wasser.

Im Märchenschloss gibt es noch manches zu sehen und zu erleben. Viele Zimmer und Säle, reich geschmückt, erfreuen das Auge. Jedes Zimmer birgt neue Schönheit und Glanz. Vielleicht auch ein Geheimnis?

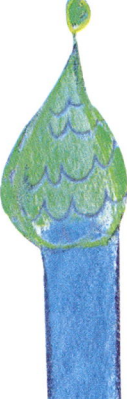

In einem Raum voller Licht liegen feinste Decken, gewebt aus Träumen und Wünschen. Es liegt sich sanft auf diesen Decken. Zarte Klänge und eine wundersame Musik sind zu hören. Der Zauber berührt. Alles Schwere fällt ab, eine angenehme Leichtigkeit füllt dich aus.
Auf einmal siehst du Farben in deiner Phantasie. Die schönsten Farben, vielleicht auch Gold und Silber. Sie leuchten und strahlen, machen Herz und Seele froh.
Die Klänge, die Farben, sie sind wie ein Geschenk, das die Phantasie uns Menschen schenkt.

Du fühlst dich wohl,
bist ruhig und entspannt.
Wohlig warm ist dir.
Geborgen und beschützt
bist du ein Glückskind
und träumst die schönsten Träume.

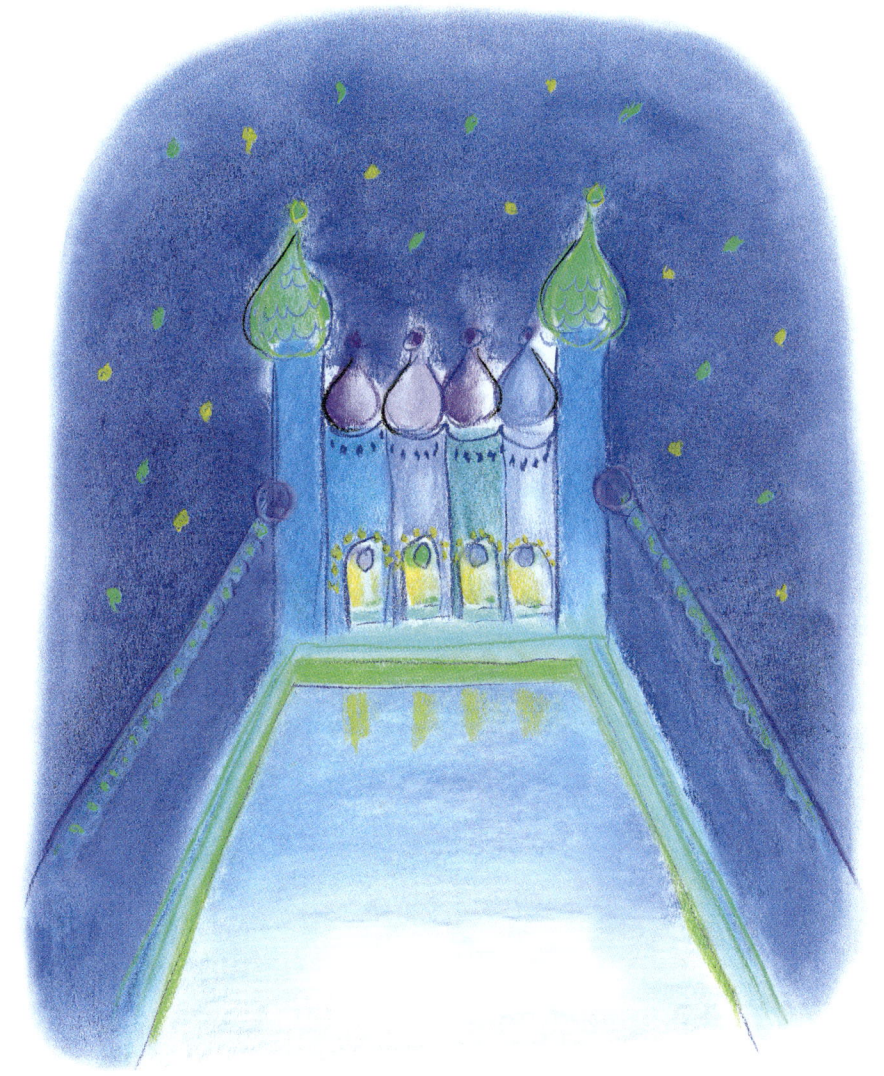

Die Schlittenfahrt

Es ist ein schöner Tag im Winter. Der Wind hat den Himmel blank gefegt. Er strahlt im klarsten Blau. Über Nacht ist Schnee gefallen. Die Schneeflocken rieseln so leise, dass niemand sie hört. Der Boden ist gefroren, so bleibt der Schnee liegen. Auf den Dächern der Häuser liegen dicke Hauben aus Schnee. Es sieht aus, als hätten die Dächer Mützen auf, die jeden Moment herunterzufallen drohen.

Die Wege sind weiß. Die Fußspuren erscheinen wie schwarze Muster. Die kahlen Äste der Bäume und jeder trockene Grashalm sind schneeumhüllt. Alles wirkt wie verzuckert. Die Zäune sind mit kleinen Eiskristallen umkleidet. Eiszapfen hängen an Regenrinnen.

Die Kinder freuen sich, möchten hinaus aus der Stadt ins Gebirge, wo es lange Rodelbahnen gibt.

Stell dir vor, du bist im Gebirge. Du ziehst deinen Schlitten hinter dir her, seine Schnur fest in deinen Händen. Zwischen hohen Tannen geht dein Weg. Du kommst zu einem freien Feld, das wie ein riesengroß ausgelegtes Betttuch aussieht. Es glänzt in der Sonne, es blendet fast die Augen. In den winzigen Eiskristallen spiegelt sich das Licht der Sonne wider.

Hinter dem freien Feld, du kannst weit in die Landschaft sehen, erhebt sich ein Berg. Dort ist die Rodelbahn, auf die du dich freust.

Du steigst langsam, den Schlitten in deinen Händen, den Berg hinauf.

Die Wege sind noch nicht geräumt, und so müssen sich
die Füße den Weg durch den tiefen Schnee bahnen.
Mühsam ist es.
Der Schlitten wird immer schwerer in deiner Hand.
Du spürst, wie schwer deine Hände und Arme werden.
Deine Hände und Arme sind schwer, ganz schwer.
Deine Schultern werden schwer, ganz schwer.
Du fühlst auch die schweren Stiefel an deinen Füßen.
Deine Füße und Beine sind ganz schwer.
Dir wird warm vom Bergsteigen.
Du hast einen dicken Winteranzug an,
und dein Körper wird warm, ganz warm.
Über deine Stirn weht ein kühler Wind.
Deine Stirn ist angenehm kühl.

Bald hast du die Spitze des Berges erreicht.
Du hast eine weite Sicht über das ganze Land.
Deine Augen können unbegrenzt schauen.
Du kannst vieles sehen.
Schau dir alles in Ruhe an.
Du sitzt auf deinem Schlitten und ruhst dich aus.
Dein Atem geht ganz ruhig.
Er kommt und geht in großer Ruhe.
Dein Körper ist entspannt, gelöst.
Du bist ganz ruhig und entspannt.
Du fühlst dich wohl.

Wann immer du willst, rodelst du den Berg hinab. Du genießt die Fahrt
ohne jede Angst. Es ist ein großes Vergnügen, den Berg hinabzurodeln.
Der Wind weht um die Nase.

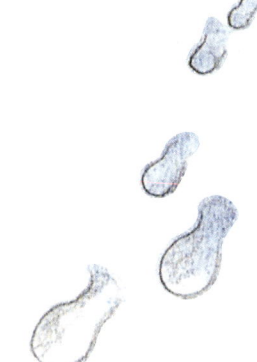

Du bist warm eingepackt in deinem Winteranzug.
Deine Hände sind in dicken Wollhandschuhen und
deine Füße in warmen Pelzstiefeln.
Dir ist wohlig warm.
Du genießt die Fahrt, den schönen Tag im Winter.

Die Froschkönigin

In dem blauen See des Südens lebt seit langer, langer Zeit die Frosch-königin. Sie wohnt allein in einem Korallenpalast, und das macht sie oft traurig. Sie hat vor vielen Jahren einen Froschchor gegründet, der in vie-len Teilen der Welt singt. Die Frösche geben ihre Konzerte auch im Land der Menschen. Aber den meisten dort fehlt das rechte Ohr für die Frosch-musik. Sie meinen, die Frösche quakten nur. Das sei keine wohltönende Musik, sondern nur missliche Töne. Die seien besonders in der Nacht sehr störend, da sie einen geruhsamen Schlaf verhindern. Die Frösche können das nicht verstehen, denn in der Welt der Tiere bewundert man ihre Musik. Sogar die Fische lieben die Froschchöre.

Prinzessin Goldhaar erinnert sich an ihr Versprechen. An dem Geburts-tag, an dem sie volljährig wird, darf sie das Schloss verlassen. Dann wird sie sich auf die große Reise begeben, um die Froschkönigin zu suchen.

Eines Tages ist es so weit. Goldhaar bekommt einen Wagen mit zwei wei-ßen Hirschen vorgespannt. Doch die Reise wird lang. Die sieben Berge sind sehr hoch. Die Hirsche haben große Mühe, den Wagen zu ziehen.

Sie spüren, wie schwer der Wagen mit der Zeit wird.
Sie fühlen schwer ihre Schultern, auf denen noch
die goldenen Geschirre liegen.

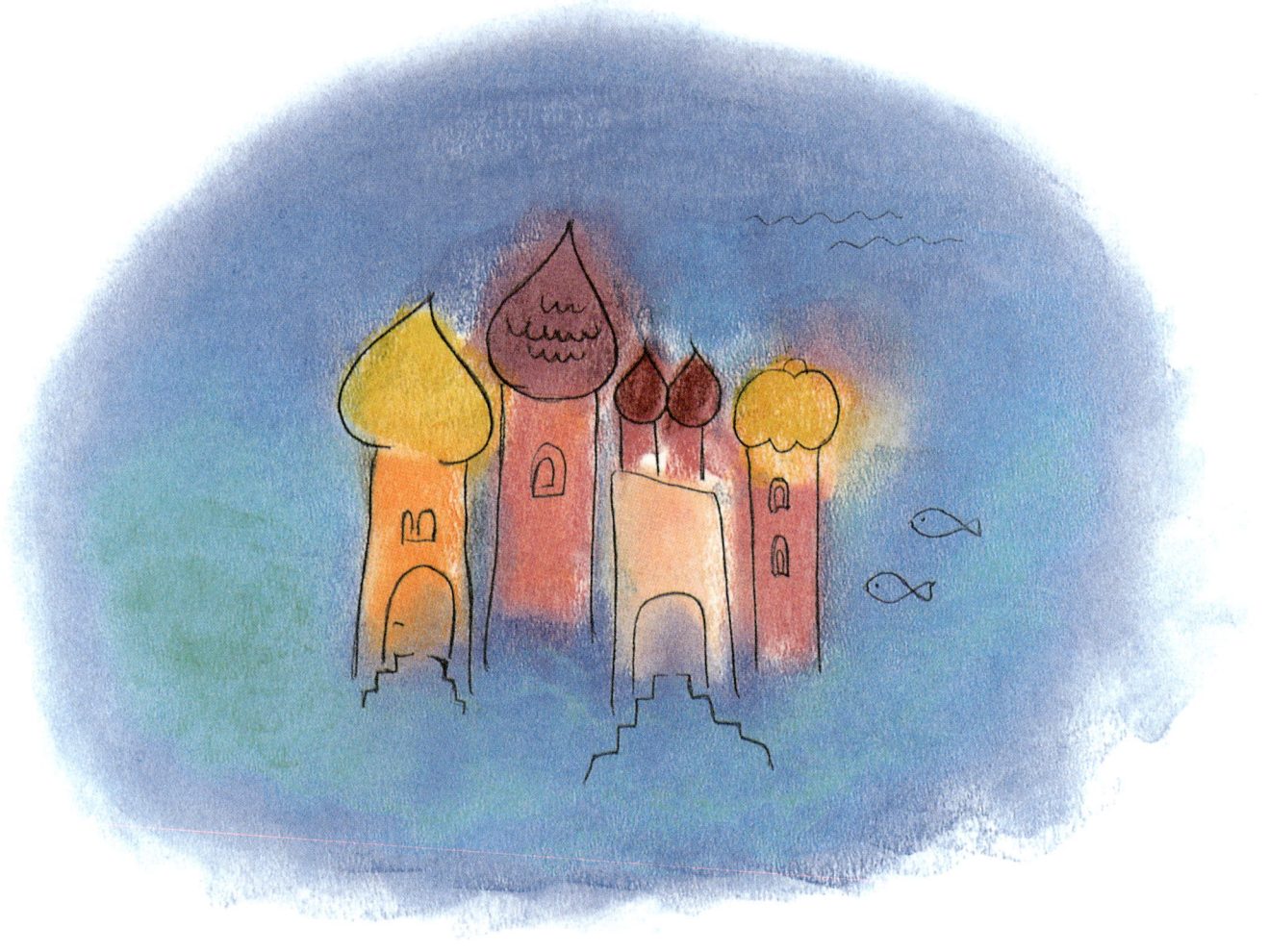

Fühl mal, wie schwer die Schultern sind.
Vom langen Laufen über all die Berge werden auch
die Beine schwer.
Fühl mal, wie schwer sie sind.
Der ganze Körper wird schwer.
Fühl mal, wie schwer er ist.

Nach dem siebten Berg ist die Reise zu Ende. Die Hirsche sind sehr müde und erschöpft. Sie werden vom Wagen und dem Geschirr befreit.

Jetzt fühlen sie sich sehr erleichtert.
Der ganze Körper ist gelöst und entspannt.
Fühl mal, wie gelöst und entspannt er ist.

Die Hirsche fühlen sich wohl in ihrer Haut. Sie ruhen im weichen Heu aus und träumen ein wenig.
Die Prinzessin muss nun noch die fünf Meere überqueren. Ein Boot aus Muscheln steht bereit. Ein Delphin wird zum Ziehen vorgespannt. Fische, auch einige Seepferdchen, begleiten Goldhaar auf ihrer Reise.

Die Sonne scheint, es ist ein schöner Tag.
Dem Delphin ist es wohlig warm.
Fühl mal, wie warm es ist.

Die Reise über die fünf Meere ist abwechslungsreich. Es gibt viel zu sehen.

Schau einmal, was es alles zu sehen gibt.

Langsam wird der Delphin müde. Er spürt, wie schwer das Muschelboot ist.

Er fühlt, wie schwer sein Körper ist, ganz schwer.
Fühl mal, wie schwer er ist.

Im fünften Meer endlich findet Goldhaar das Korallenschloss der Froschkönigin. Die Prinzessin berichtet ihr von der Einsamkeit des Froschkönigs. Die Königin ist bereit, seine Frau zu werden, wenn er ihr gefällt.
Sie ruft mit einer großen Meeresmuschel den Seeadler. Der nimmt sie auf seine breiten Flügel und bringt beide sicher in das Schloss von Prinzessin Goldhaar.
Dort ist die Freude groß. Die Froschkönigin taucht hinab in das dunkle Wasser. Bald tauchen beide Frösche strahlend wieder auf. Sie gefallen sich und beschließen, ein großes Fest zu feiern. Alle Frösche singen im Chor das Hochzeitslied. Und den Menschen klingt es wohl im Ohr. Noch lange kann man die Klänge über dem Wasser des Sees hören.

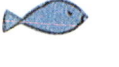
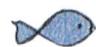

Die Himmelsleiter

Ein Kind liegt des Abends friedlich in seinem Bett. Sein letzter Blick vor dem Einschlafen gilt den Sternen hoch oben am nachtblauen Himmel. Ein Stern will an diesem Abend nicht so recht leuchten und strahlen. Matt blinkt er dort oben vom Himmel.

Das Kind bittet die Phantasie zu Hilfe.

»Auf einer Wiese«, lässt diese hören, »wächst ein Zaubergras. Davon pflückst du, so viel du brauchst, um eine lange Himmelsleiter zu flechten. Ist sie lang genug, wirf sie mit Schwung um den Zacken des Abendsterns.«

Das ist der Nachbar des matten Sterns, der nicht so recht leuchten will.

Gesagt, getan.

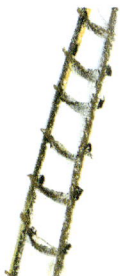

Bald ist die Himmelsleiter aus Zaubergras lang genug, um an dem Zacken des Abendsterns hängen zu bleiben. Dort hängt sie fest und sicher. Das Kind klettert hinauf, immer höher und höher. Die Welt liegt schon unter ihm. Klein und kleiner wirkt sie von hier oben. Die Weltkugel scheint in ein blaues Licht gehüllt. Schön sieht das aus.

Das Kind nähert sich nun den Sternen. Immer größer und größer werden sie vor seinen Augen. Das ist ein Gefunkel und Leuchten, ganz wunderschön.

Bald hat das Kind den Abendstern erreicht. Von dort springt es auf den matten Stern. Mit seinem Taschentuch putzt es ihn blitzblank. Verwundert schauen die anderen Sterne diesem ungewöhnlichen Geschehen

am Himmel zu. So etwas haben sie noch nie
gesehen. Im Geheimen wünscht sich manch
anderer Stern, auch er würde noch glänzender
geputzt werden.

Der ehemals so matte Stern leuchtet und strahlt
nun wieder im Nachtblau des Himmels. Zufrieden
rutscht das Kind die Himmelsleiter hinunter zurück
zur Erde. Zu Hause angekommen liegt es glücklich
in seinem eigenen Bett. Dort schläft es mit den
schönsten Träumen einen erholsamen Schlaf.

Die Menschen bestaunen die Schönheit des
wieder hellen, leuchtenden und strahlenden
Sterns. Sein Licht ist so hell, dass es bis in
die dunkelsten Winkel der Welt dringt. Sein
Licht vertreibt alle Schatten.

Entspannt und ruhig fühlst du dich
und wohlig warm.
Ein Glückskind, geborgen und beschützt.

Der Zwergenrat

Am anderen Ende der Welt versteckt, liegt das Zwergenland. Dort leben die Zwerge ungestört von allem Weltgeschehen. Sie kümmern sich um das Wohl der Tiere und der Pflanzen. Die Zwerge können mit den Steinen sprechen, auch mit dem Mond und den Sternen, mit dem Wind und dem Regen. Die Elemente sind ihre Freunde. Sie teilen Freud und Leid mit allen Geschöpfen und Wesen.

Der kleinste aller Zwerge hat wieder einmal schlechte Laune. Ihn ärgert sein Kleinsein. Plötzlich hört er eine feine Stimme. Sie sagt zu ihm: »Ärgere dich nicht über dein Kleinsein. Besinn dich auf deinen Kopf und deine Gedanken. Hier bist du groß und stark.« Der Zwerg vernimmt erstaunt diese Botschaft.

Eines Tages ist großer Zwergenrat. Zur mitternächtlichen Stunde treffen sich alle Zwerge. Die Eule gibt den Beginn des Rates kund.

Das Zwergenland hat ein Problem, über das sich alle schon eine Weile den Kopf zerbrechen. Doch es fällt ihnen keine Lösung ein. Sie reden und reden, bis ihnen der Kopf fast raucht. Da setzt sich der kleine Zwerg unter einen Baum, dessen Blätter im Wind zart rauschen und gar köstlich duften.

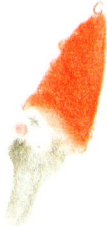

Ganz ruhig und still sitzt der kleine Zwerg und fühlt, wie ihn eine große Ruhe durchströmt. Plötzlich fällt ihm die Lösung ein. Er weiß nun, wie das Problem im Zwergenland zu lösen ist. Er kehrt in den großen Rat zurück

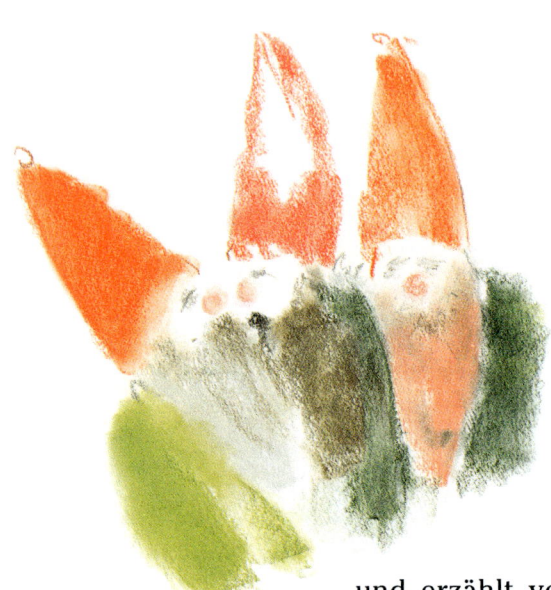

und erzählt von seinem Einfall. Große Freude und Erleichterung ist überall zu spüren. Der kleine Zwerg ist stolz auf seine klugen Gedanken. Er erinnert sich dankbar an die Botschaft.

Von diesem Tag an ist der kleine Zwerg ein geachtetes Mitglied des großen Zwergenrates und hat noch manchem klugen Gedanken zum Wohle anderer vertraut. Nie mehr störte ihn sein Kleinsein.

Du fühlst dich wohl,
bist ruhig, entspannt und wohlig warm.
Geborgen, beschützt,
bist du ein Glückskind
mit den schönsten Träumen.

Der Adler

In einem großen, schneebedeckten Gebirge, weit weg von allen Städten und Dörfern, leben die Steinadler. Sie haben ihren Horst in einem hohen Felsen, den kein Mensch je erreichen kann. Dort leben sie ungestört und ohne Feinde in dieser menschenleeren Welt.

Die Augen des Steinadlers sind so scharf, dass er die kleinste Bewegung im Tal erkennen kann. Er ist ein aufmerksamer Wächter in dieser einsamen Bergwelt, in der es die schönsten Blumen und Kräuter gibt.

Im Frühjahr legt die Adlerfrau ihre Eier in das ausgepolsterte Nest. Sie sitzt so lange auf ihren Eiern, bis eines Tages die Küken ausschlüpfen. Das Adlerpaar wechselt sich beim Brüten ab. In dieser Zeit versorgen sie sich auch gegenseitig mit Nahrung. Sind die Küken aus den Eiern geschlüpft, ist es mit der Ruhe zu Ende. Die kleinen, wolligen Federbällchen schreien unentwegt nach Futter. Die Eltern müssen sich plagen, um die hungrigen Mäuler zu stopfen.

Sind die Flügel der Adlerkinder kräftig genug geworden, wagen sie ihre ersten tapsigen Flugversuche. Da fallen sie manches Mal auf ihren Schnabel, darüber krächzen sie laut und wütend. Von Tag zu Tag aber werden sie kühner, wagen sich immer weiter vom Nest weg.

Eines Tages fliegen sie hoch über die schneebedeckten Berge, hinter ihren wegweisenden Eltern her. Immer mutiger werden sie. In dieser Zeit lernen sie viel von ihren Eltern. Bald finden sie auch ihre Nahrung alleine. Für das Nest sind sie nun viel zu groß geworden. Dann ist es so weit. Sie flie-gen hinaus in die weite Welt. Die Eltern verlieren sie aus den Augen.

Nun ist es still im großen Adlerhorst. Die Adlereltern ruhen sich nach dem anstrengenden Brüten und Großziehen ihrer Kinder aus. Dünn sind sie durch die vielen Flüge der Nahrungssuche geworden. Nun lassen sie sich die besten Leckerbissen wieder selber schmecken. Satt und zufrieden sitzen sie auf ihrem Felsen, genießen die Sonne und die klare, frische Bergluft.

Ruhig und entspannt sitzen sie da in der warmen Sonne.
Ganz ruhig, gelöst und entspannt genießen sie die Sonne.
Fühl mal, wie ruhig, entspannt und warm sie sind.

Nach einer Weile entschließt sich die Adlerfrau zu einer weiten Reise ins Anderswo-Land. Dort will sie Verwandte besuchen und sich die neuesten Familiengeschichten erzählen lassen.

Der Adlervater beschließt, bei dem alten Nest zu bleiben.

Als er eines Tages auf seinem Felsen die Mittagssonne genießt, gewahrt er in der Ferne, im grünen Tal, in dem die Menschen leben, eine Unruhe. Er fliegt in hohen Bögen, vom Wind getragen, dem Tale zu. Hinter einem blühenden Busch hockt ein kleines, zappelndes Wesen. Eine junge Berg-ziege hat sich aus dem Gebirge hervorgewagt. Sie ist in einer Falle, die die Menschen aufgestellt haben, gefangen. Sie zappelt und jammert, dass sich der Adler erbarmt. Mit seinem kräftigen Schnabel biegt er die Falle auf,

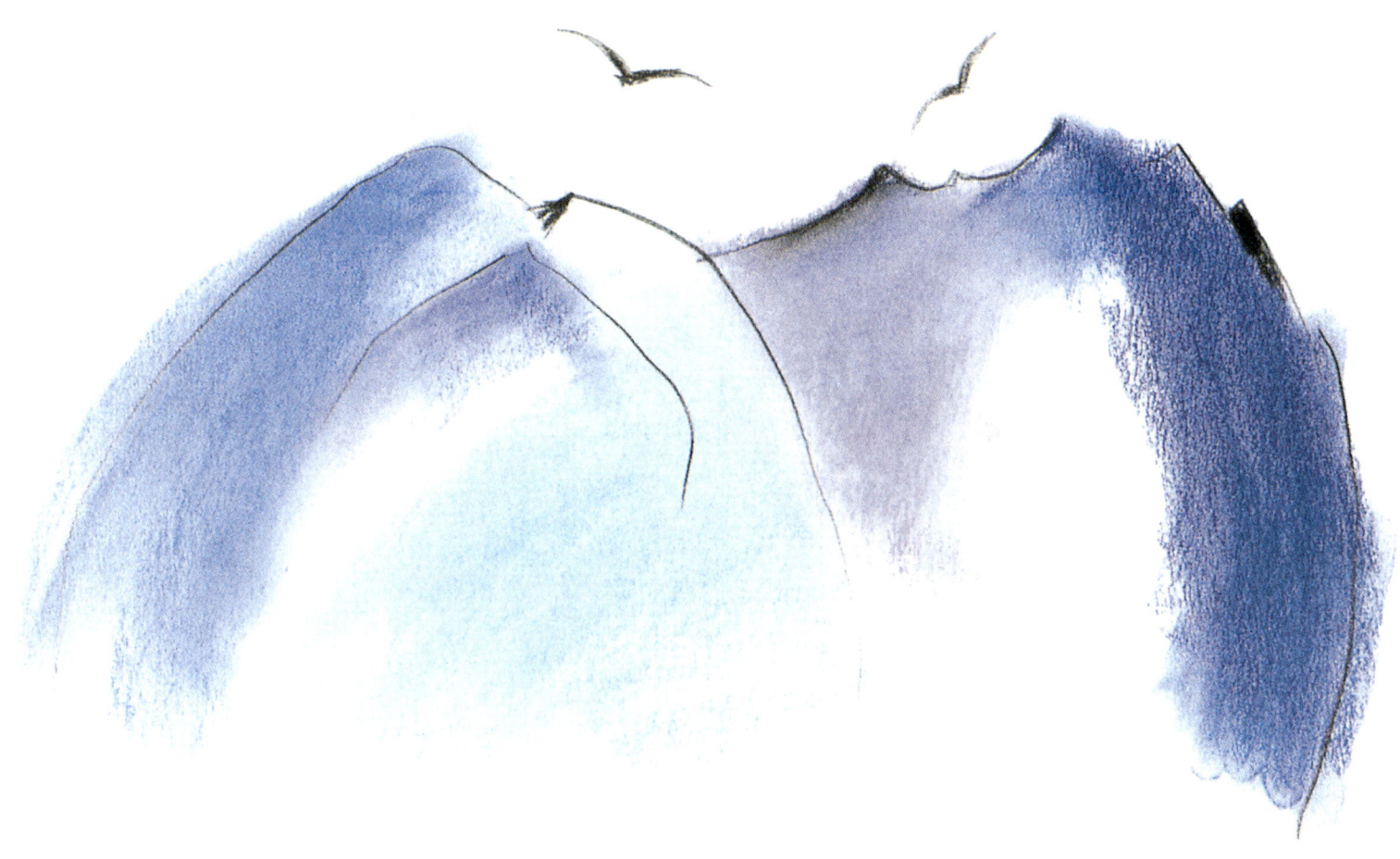

und so befreit er die Ziege. Für die weite Reise zurück ins Gebirge ist sie zu geschwächt. Da nimmt der Adler sie vorsichtig in seine Fänge und fliegt mit ihr in die Berge zurück. Die riesigen Adlerschwingen rauschen durch die Lüfte. Die kleine Bergziege schließt die Augen, als sie immer höher und höher fliegen. Es scheint ihr, als würden sie in dem blauen Himmel landen. Der Wind trägt sie beide hoch hinauf in die verschneite Bergwelt. Dort setzt der Adler die Ziege behutsam ab. Nachdem sie sich wieder erholt hat, läuft sie zu ihrer Familie zurück.

Der Adler fliegt müde zu seinem Horst. Er spürt den anstrengenden Flug in seinen Gliedern. Müde und schwer lässt er sich in seinem weichen Nest nieder.

Er spürt, wie schwer sein Körper ist.
Ganz schwer liegt er in seinem Nest.
Immer tiefer und schwerer sinkt sein Körper in das Nest hinein.
Schwer fühlt er sich, ganz schwer.
Fühl mal, wie schwer er ist. Wie schwer der ganze Körper ist.
Er genießt das warme, weiche Nest. Es ist ganz behaglich.
Er ist ruhig, entspannt und wohlig warm.
Fühl mal, wie ruhig, entspannt und wohlig warm es ist.
Ganz ruhig, entspannt und warm.

Der Stein

Nachdem die Welt entstanden war, alles Wasser in Meere, Flüsse, Seen und Bäche verteilt war, Tiere, Pflanzen und Menschen geschaffen waren, die Erde fruchtbar wurde und hohe Berge als Wächter alles überblicken konnten, blieben einige große Steine übrig. Sie liegen nun ganz verlassen herum. Steine in vielen Größen und Formen, manche schroff und kantig, andere glatt und rund.
Ein runder, glatter Stein liegt inmitten der anderen und fühlt sich dort nicht behaglich. Die anderen Steine liegen schwer auf ihm. Er hat wenig Platz für sich selbst, wenig Raum. Er fühlt sich beengt.

Er fühlt sich schwer, ganz schwer.
Fühl mal, wie schwer er ist.

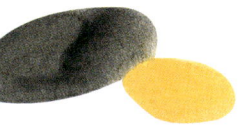

Er beklagt sich am Abend beim Mond. Der Mond kann allein nichts unternehmen, er kann ihm nicht helfen. Er gibt die Klagen weiter an die Sonne, den Wind und den Regen. Sie alle versammeln sich zur mitternächtlichen Stunde und halten Rat. Der Wind ruft noch all seine Geschwister dazu. Zusammen werden sie zum Sturm, der über unermessliche Kräfte verfügt. Die Sterne müssen alles notieren, was der große Rat beschließt, und der Mond wacht, dass sich kein Unbefugter einschmuggelt. Nach ausführlicher Beratung haben sie eine gute Idee.

Der Sturm bläst mit all seiner Kraft, der Regen schickt Unmengen von Wasser auf die Steine. Der runde, glatte Stein fühlt, dass mit ihm etwas geschieht. Er kann sich von den anderen lösen. Immer mehr Platz bekommt er, immer mehr Raum. Plötzlich ist er aus der Mitte der anderen herausgelöst. Frei liegt er da.

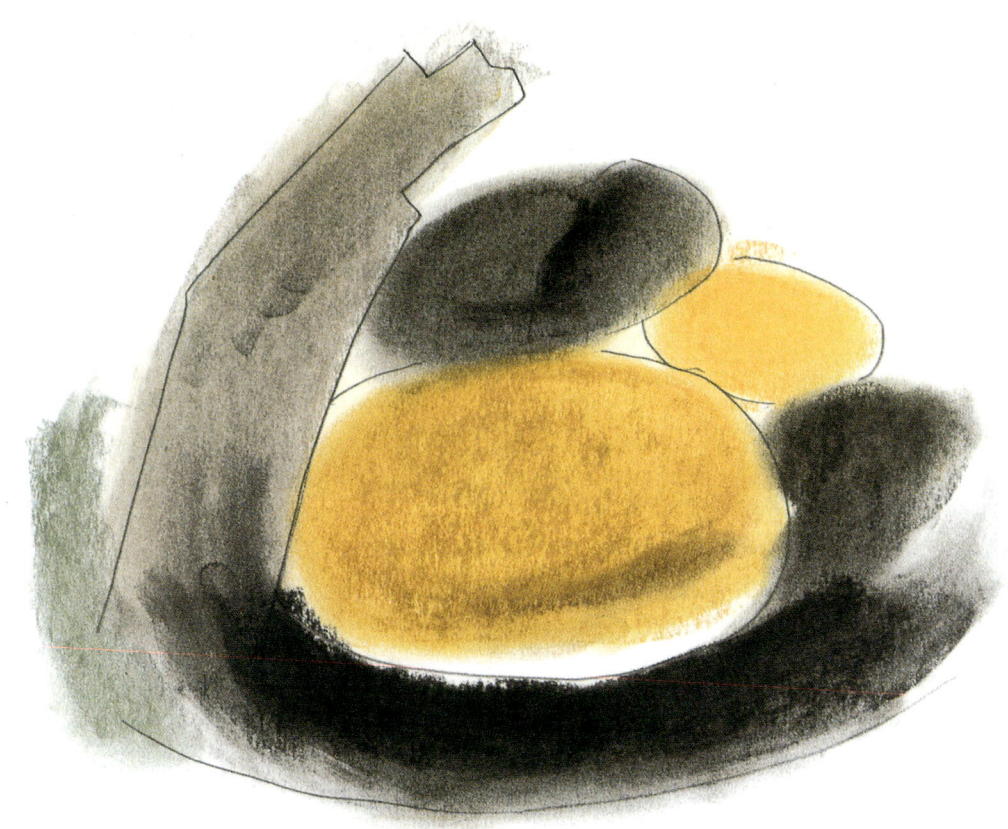

Er fühlt nun genügend Luft.
Er kann tief durchatmen
und fühlt sich frei.
Fühl mal, wie frei er sich fühlt.

Als der Sturm noch ein letztes Mal kräftig über ihn weht, rollt er immer weiter, bis hinunter zum Meer.
Am Ufer eines blauen Meeres bleibt er im Sand liegen. Hier gefällt es ihm sehr gut. Er hat einen weiten, unbegrenzten Blick über das Meer. Zufrieden rutscht er noch etwas tiefer in den weichen, warmen Sand hinein. Er fühlt, das ist ein Platz, der zu ihm gehört. Es ist sein Platz.

Er kann die Sonne rundum fühlen.
Sie wärmt ihn angenehm.
Fühl mal, wie angenehm warm sie scheint.

Er fühlt die Winde, die sanft über ihn wehen.

Er fühlt sich wohl.
Fühl mal, wie wohl er sich fühlt
und träum ein wenig weiter.

Das Kuckucksei

Es ist Frühling. Viele Vögel sind aus dem Süden, aus ihrem Winterquartier, zurückgekehrt. Emsig beginnen sie ihr Nest zu bauen. Ihre Arbeit macht Mühe und braucht viel Fleiß. Die kleinsten Ästchen wollen fein verknüpft werden, mit Federn, Laub und vielem mehr, bis endlich ein rundes Nest entstanden ist. Bald liegt das erste Ei im Nest und andere werden folgen. Die Vogeleltern sitzen dann, einer nach dem anderen, geduldig auf den Eiern, wärmen, hüten und beschützen sie. Dazwischen eilen sie, um Futter für sich zu holen, denn das Eierbrüten macht großen Hunger.

Eines Tages, sie waren wieder auf Nahrungssuche, legt ein Kuckuck unbemerkt sein Ei ins Nest. Er ist ein Faulpelz, der nie ein eigenes Nest baut.

Die Vogeleltern bemerken den Schwindel nicht. Geduldig sitzen und brüten sie, viele lange Tage. Eines Tages ist es so weit. Zart klopft es aus dem ersten Ei. Das Küken will ans Licht der Welt. Nach und nach schlüpfen alle Vogelkinder aus. Auch das Kuckuckskind. Es ist viel größer als die anderen und fällt auch durch seinen riesigen Hunger auf. Die Vogeleltern mühen sich, alle Kinder satt zu bekommen. Immer wieder verlassen sie das Nest und fliegen weit ins Land, um neue Leckerbissen aufzutreiben. Ewig sitzen die Vogelkinder mit weit aufgerissenen Schnäbeln, schreiend nach Nahrung.

Bald wagen sie die ersten Flugversuche. Sie flattern mit ihren kleinen Flügeln aufgeregt ums Nest und versuchen immer wieder auf dem Rand zu

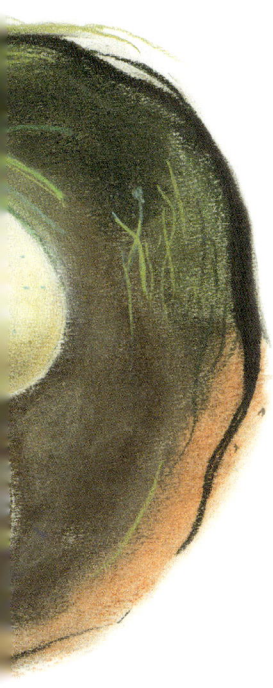

landen. Doch bald werden sie mutiger. Ihre Flüge werden weiter, dauern länger. Eines Tages sind sie so erfahren und erwachsen, dass sie den Eltern Lebewohl sagen.

Nur das Kuckuckskind sitzt noch im Nest. Es ist so groß, dass es das ganze Nest ausfüllt. Unbeholfen wagt es erste Flugversuche. Doch erschöpft kehrt es zurück und sitzt faul und müde im Nest. Die Vogeleltern sehen ungeduldig zu. Sie haben ihre Elternpflicht getan und wollen bald auf die große Reise in den Süden gehen. Eines Nachts träumt das Kuckuckskind, es sei ein Adler, der König der Berge. Hoch oben, über den höchsten schneebedeckten Gipfeln fliegt es, bis zu den Wolken will es scheinen.

Das Kuckuckskind, das sich im Traum als Adler fühlte, schwingt sich am Morgen auf den Rand des Nestes und fliegt frei und ohne Angst. Heraus aus dem Nest, in dem es so lange hockte.

Höher fliegt der junge Kuckuck, immer höher und weiter. Bald kann er das Nest nicht mehr sehen. Er fühlt den Wind um seine Federn wehen und fühlt sich kuckuckswohl.

Das Nest hat er für immer verlassen, ohne Weh und Schmerz. Erwachsen ist er geworden. Er fliegt in die weite Welt, in große Wälder, in eine Welt der Stille.

Noch manches Abenteuer wird er bestehen.

Ruhig bist du und ganz entspannt.
Du fühlst dich wohl.
Geborgen und geschützt
träumst du die schönsten Träume.

Die Mondschaukel

Der Tag verlässt langsam die Erde. Die Sonne ist müde vom langen Scheinen und verabschiedet sich für die Nacht vom Tag. Sie sinkt hinter die Berge, hinter den Horizont, um sich auszuruhen, um neue Kräfte für den nächsten Tag zu sammeln. Die Tiere suchen ihr Nachtlager auf, die Pflanzen ziehen sich zurück, die Menschen richten sich für die Nacht.

Besonders freuen sich manche Kinder auf die Nacht. Es sind die Glückskinder. Das sind Kinder, die die schönsten Träume träumen können und eine reiche, farbige Phantasie haben. Diese wird besonders in der Nacht lebendig. Dort bestehen sie gefahrlos die größten Abenteuer. Sie reisen um die weite Welt und erleben Unglaubliches.

Nach dem Gute-Nacht-Sagen kuscheln sich die Kinder in ihre weichen, warmen Kuschelbetten, schließen die Augen und irgendwann kommt auf samtenen Pfoten die Phantasie geflogen. Sie berührt sie sacht mit ihren Flügeln. »Komm mit auf die Reise«, klingt es dann leise.

Die Wand des Kinderzimmers öffnet sich zu einem großen Tor. Das Kind schwingt sich auf die Flügel der Phantasie und geht mit ihr auf Reisen. Die Phantasie überwindet alle Grenzen des Raumes und der Zeit.

Draußen ist es dunkel. Bald aber sehen die Augen das dunkle Blau des Himmels. Wie ein prächtiger, dunkelblauer Samt scheint der Himmel, auf dem ungezählte kleine Lichtpunkte schimmern. Es sind die Sterne, die dort in allen Formen und Farben leuchten.

Der Mond hängt schmal wie eine Sichel zwischen all den Sternen. Auf der Phantasiereise nähert sich das Glückskind den Sternen. Die Lichtpunkte werden größer und größer. Ihr Licht ist strahlend hell. Das Glückskind staunt, es sieht plötzlich, dass an dem Mond eine Schaukel hängt. Es ist die Mondschaukel, die nur Glückskinder sehen können. Das Kind setzt sich darauf und

die Schaukel beginnt sacht zu schwingen, ganz ruhig bewegt sie sich hin und her, hin und her. Das geschieht sehr ruhig. Es ist ganz beruhigend. Das Glückskind fühlt große Ruhe in sich. Es fühlt, wie sein Atem ruhig geht. Er geschieht ganz ruhig. Der Atem schwingt, wie die Mondschaukel, ganz ruhig ein und aus. Der Atem geschieht. Das Glückskind genießt die große Ruhe.

Davon wird es angenehm müde. Es schwingt noch einmal auf der Schaukel hoch und fällt dann sanft in eine dicke, weiße Wolke hinein. Da liegt es weich und warm.

Kuschelig warm und weich ist es. Das Glückskind fühlt sich geborgen, geschützt, gewärmt.

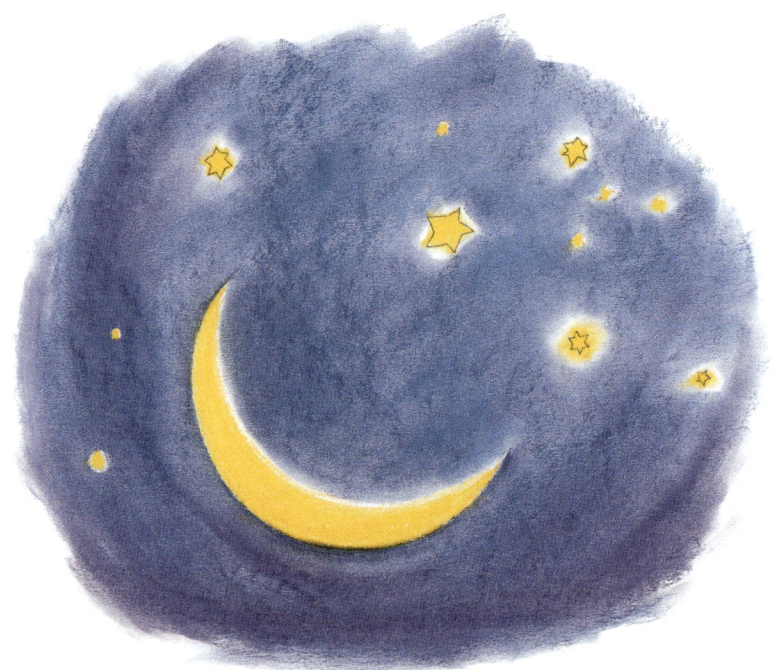

Seine Augen fallen zu. Ein letzter Blick gilt den leuchtenden Sternen. Das Glückskind schläft.
Und während es friedlich in seiner Wolke schlummert, nimmt die Phantasie das Kind auf ihre Flügel und bringt es in sein eigenes Bett zu Hause zurück.
Das Glückskind schläft ungestört weiter und träumt die schönsten Träume.

Marienkäfers Traum

Ein Marienkäfer lebt vergnügt so vor sich hin. Es ist ein ganz besonderer Marienkäfer, der sich über sein schönes Kleid, mit den weißen Punkten im leuchtenden Rot, sehr freut.

Doch eines Tages wird er mürrisch, hat schlechte Laune, ist unzufrieden mit sich selbst. Sein Kleinsein stört ihn, auch dass er so leicht ist, dass selbst ein kleines Lüftchen ihn wegzupusten vermag. Das macht den Marienkäfer wütend, denn er wünscht sich, groß und stark zu sein.

Als er wieder einmal vom Wind getragen auf einer Reise ist, hat er einen Traum. Er träumt, er sei ein Nilpferd im tiefsten Afrika. Es ist groß und stark und wird von vielen wegen seiner Kraft und Stärke gefürchtet. Niemand wagt es, sich mit ihm zu streiten. Und so lebt es ungestört im Fluss, der gemächlich durchs Land fließt.

Das Nilpferd liebt den kühlen Schlamm auf dem Grund des Flusses, in dem es sich vergnüglich wälzen kann. Wenn das Nilpferd schwimmt, dann sitzen kleine Vögel auf seinem Rücken und fressen die Fliegen von der dicken Haut. Das macht sie zu guten Freunden.

Eines Tages juckt einem Krokodil die dicke Haut, es will sich mit dem Nilpferd streiten. Doch das reißt sein Maul weit auf, brüllt aus Leibeskräften und pflügt durchs Wasser, das aufspritzt, als koche es. Das Krokodil erschrickt und grollend taucht es unter.

Das Nilpferd freut sich über seine Kraft und Stärke. Tonnenschwer stapft

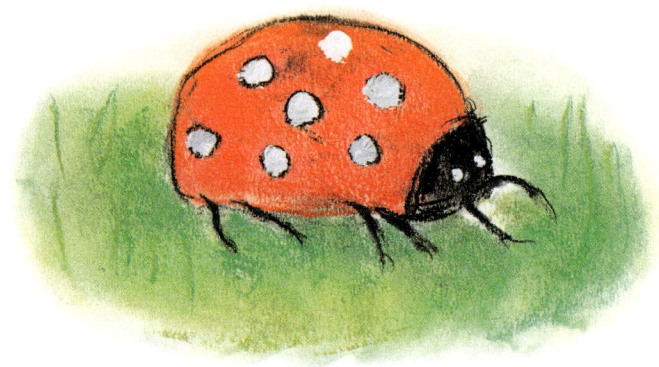

es mit seinen dicken Beinen durch den Ufersand. Schwerfällig wankt es seines Weges.

Eines Tages aber wird es mürrisch und hat schlechte Laune. Seine Schwere, sein Gewicht ist ihm lästig. Es sehnt sich danach, ganz leicht und beweglich zu sein. Am liebsten würde es gern fliegen, leicht und hochgetragen vom Wind.

Da erwacht der Marienkäfer aus seinem Traum. Er erkennt, dass jedes Wesen auf der Erde seine eigene Gestalt hat, von Gott gegeben.

Von Stund an war er zufrieden und froh, ein Marienkäfer zu sein.

Ruhig und entspannt bist du.
Warm und wohl ist dir.
Du bist ein Glückskind, geborgen und beschützt,
und träumst die schönsten Träume.

Das Eichhörnchen Rotfellchen

Im Fort Dreieich wohnt das Eichhörnchen Rotfellchen. Die anderen Tiere des Waldes nennen es so, weil es ein glänzendes rotbraunes Fell hat. Rotfellchen springt am liebsten den ganzen Tag im Wald herum. Verstecken und Fangen sind seine liebsten Spiele. Aber es muss auch seine Nahrung suchen. Eicheln und Beeren frisst es besonders gerne. Um im Winter keinen Hunger zu leiden, muss es im Sommer und Herbst anfangen, einen Vorrat zu suchen. Den versteckt es unter einem dichten Busch.

Auf einem großen Ast einer hohen Buche ist sein Lieblingsplatz. Es kann geschwind und ohne Mühe den glatten Stamm hinauf und herab klettern. Oben auf seinem Ast sitzt es beschützt und hat einen großen Überblick über den Wald bis zum Dorf. Es kann alles sehen, was dort geschieht. Auf einer Eiche gegenüber wacht der Eichelhäher. Sowie er jemanden erblickt, der nicht zur großen Tierfamilie gehört, stößt er laute, etwas misstönende Warnrufe aus.

Die blauen Federn in den Flügeln des Eichelhähers mag Rotfellchen besonders gern. Es ist ein wunderschönes, strahlendes Blau.

Sieh doch mal, was für ein schönes Blau das ist.

Eines schönen Tages sitzt das Eichhörnchen gemütlich auf seinem Ast. Viele Stunden hat es gearbeitet und Vorräte für den nahen Winter gesammelt.

Es ist angenehm müde. Ruhig und entspannt ist es.
Ganz ruhig.
Fühl mal, wie ruhig und entspannt es ist.

Als es seine Augen wieder öffnet, ist es sehr erstaunt. Vor ihm ist alles weiß. Selbst die Äste der Bäume sind weiß. Wie eine dicke, weiße Decke liegt frisch gefallener Schnee über allem. Er ist so leise vom Himmel gerieselt, dass man ihn nicht hören konnte.
Rotfellchen will den Stamm hinunter klettern. Aber so was! Plötzlich rutscht es am glatten Stamm herunter und fällt in den Schnee. Es ist nur ein wenig erschrocken, aber nicht verletzt. Um den Baumstamm hat sich eine dünne Eisschicht gebildet. So wurde der Baumstamm zu einer Rutschbahn.
Es ist der erste Winter, den Rotfellchen erlebt. Es läuft zu seinen Vorräten unter dem Busch. Aber die sind nicht mehr zu sehen. Es scharrt den Schnee beiseite, um sie auszugraben.

Dabei wird es ihm warm.
Ganz warm ist ihm geworden. Der ganze Körper ist warm.
Fühl mal, wie warm es ist.

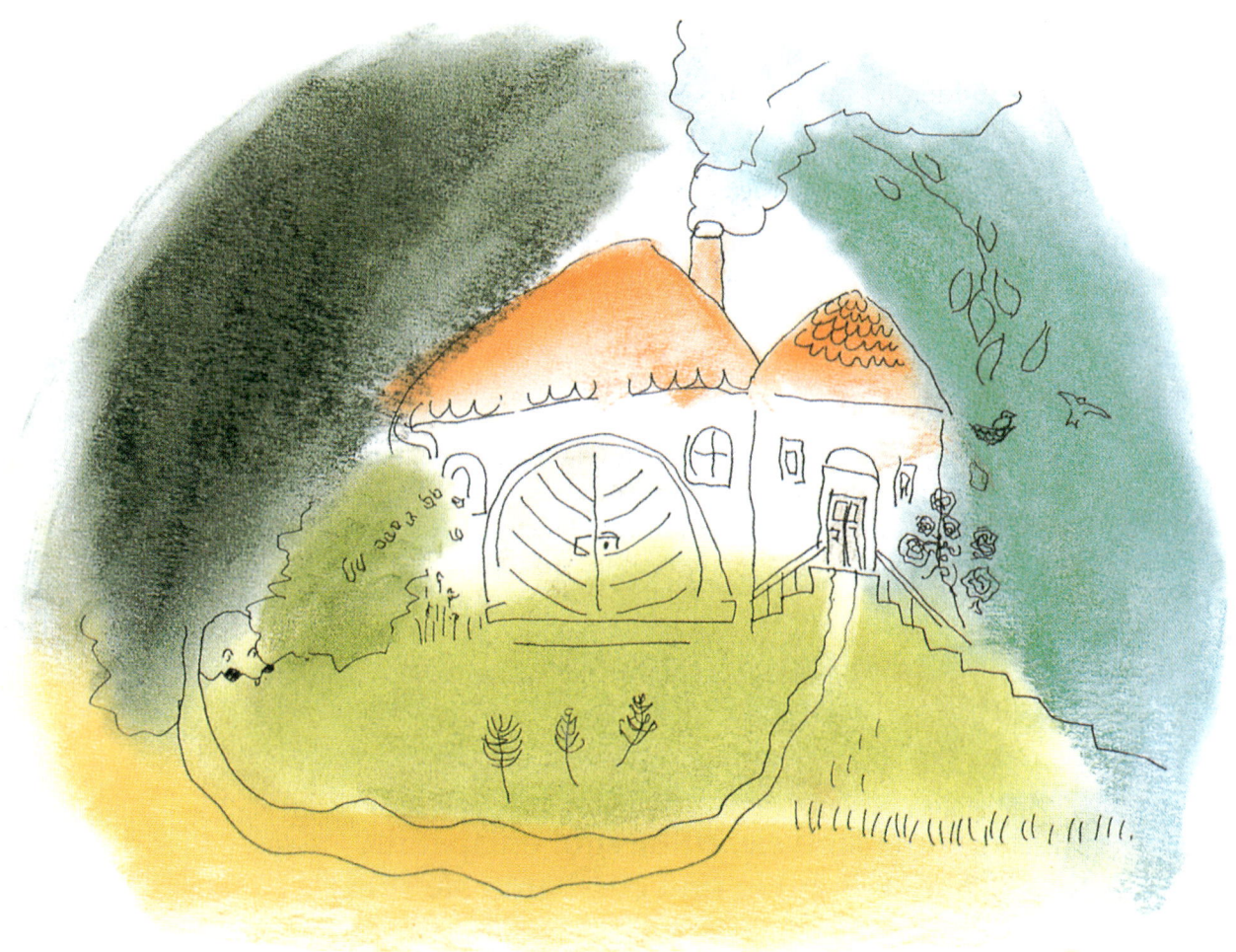

79

Der Platz unter dem Busch scheint ihm nun nicht mehr sicher. Es beschließt, seine Vorräte in die kleine Baumhöhle der Buche zu bringen. Rotfellchen beginnt mit der Arbeit. Es ist mühsam, so bepackt mit den Vorräten den hohen Baum hinaufzuklettern. Immer wieder muss es hoch und runter. Das macht schwere Glieder.

Sein ganzer Körper ist schwer geworden, ganz schwer.
Seine Glieder sind ganz schwer.
Fühl mal, wie schwer die Glieder sind,
wie schwer der ganze Körper ist.

Als es seine Vorräte verstaut hat, ist es sehr zufrieden und beruhigt.

Es liegt nun gelöst und entspannt auf seinem Platz.
Seine Glieder sind gelöst und entspannt.
Sein Körper ist gelöst und entspannt.
Ganz ruhig und entspannt ist es.
Fühl mal, wie ruhig und entspannt es ist.

Rotfellchen beginnt zu träumen. Es träumt die schönsten Träume.

Der fleißige Affe

Diese Geschichte spielt auf einer Insel in den Tropen. Sie liegt inmitten des unendlichen Ozeans.

Die Hütten eines Dorfes stehen in einem Kreis, umgeben von dichtem Urwald. Sie sind luftig gebaut, ihre Dächer mit breiten Palmblättern gedeckt. Alle Hütten stehen auf hohen, hölzernen Stelzen, die Schutz vor allerlei Tieren bieten.

Das Klima der Insel ist tropisch, heiß und schwül. Die Bewohner dort sind es seit Generationen gewöhnt. Ihre Kleidung besteht aus einem buntbedruckten Tuch, das sie lose um ihre Hüften schlingen. Das ist in der Hitze luftig und bequem. Die Kinder laufen nackt herum.

Der kostbarste Schatz der Insel ist eine Quelle. Sie liegt etwas vom Dorf entfernt unter dichten Büschen. Dieses süße Wasser brauchen sie zum Leben, denn das salzige Meerwasser ist nicht zum Trinken geeignet. In großen Tonkrügen, die das Wasser angenehm kühl halten, wird es durch den Urwald zum Dorf getragen. Es ist eine schwere Arbeit, die jeden Tag neu bewältigt werden muss. Die Kinder brauchen sich an dieser Arbeit nicht zu beteiligen. Für sie besteht das Leben noch aus Spiel und Spaß.

Niemand auf der Insel muss Hunger leiden. Die Nahrung besteht aus Meeresfischen, süßen Bananen, Kokosnüssen und Wurzeln. Die Erdwurzeln werden zu Mehl gemahlen. Aus diesem wird ein Brei gekocht oder auch Brot gebacken.

In jeder Hütte lebt eine große Familie zusammen. Jung und Alt wohnen auf engem Raum zusammen. Doch das eigentliche Leben spielt sich draußen im Dorf ab. Die Hütten sind nur zum Schlafen da.

Die Inselbewohner sind fröhliche Menschen. Sie baden gerne im Meer. Die geübten Schwimmer tauchen nach Muscheln, Korallen und schönen Steinen. Sie lieben es, fröhliche Feste zu feiern. Sie bereiten sie lange vor. Gäste von anderen Inseln besuchen sie mit ihren schmalen Booten und bringen die neuesten Nachrichten mit.

Geld ist ihnen unbekannt. Sie tauschen ihre Waren mit denen anderer Inseln. Ein wichtiges Tauschobjekt sind die Kokosnüsse, die in großen Mengen geerntet werden. Sie hängen hoch oben unter dem Blätterdach der Palmen. Früher war es die Aufgabe der jungen Männer des Dorfes, die hohen, glatten Stämme hinaufzuklettern, um die Nüsse zu ernten. Für diese gefährliche Arbeit sannen sie auf Abhilfe.

Auf der Insel leben viele Affen, die sich an die Nähe der Menschen gewöhnt haben. Mit der Zeit brachten die Menschen die Affen dazu, auf die Kokospalmen zu klettern und die Nüsse hinabzuwerfen. Sie sind eifrig bei ihrer Arbeit, denn sie werden danach reichlich mit süßen Bananen belohnt.

Dieses Jahr ist mit einer guten Ernte zu rechnen. Der fleißige Affe beginnt mit seiner Arbeit. Flink klettert er den Stamm hinauf und beginnt, die Nüsse zu ernten. Es sind so viele Nüsse, dass die Arbeit kein Ende nehmen will. Der Affe wird müde.

Seine Arme sind schwer geworden.
Auch seine Schultern sind schwer.
Arme und Schultern sind schwer, ganz schwer.
Sein ganzer Körper ist schwer.
Fühl mal, wie schwer seine Arme und Schultern sind,
wie schwer der ganze Körper ist.

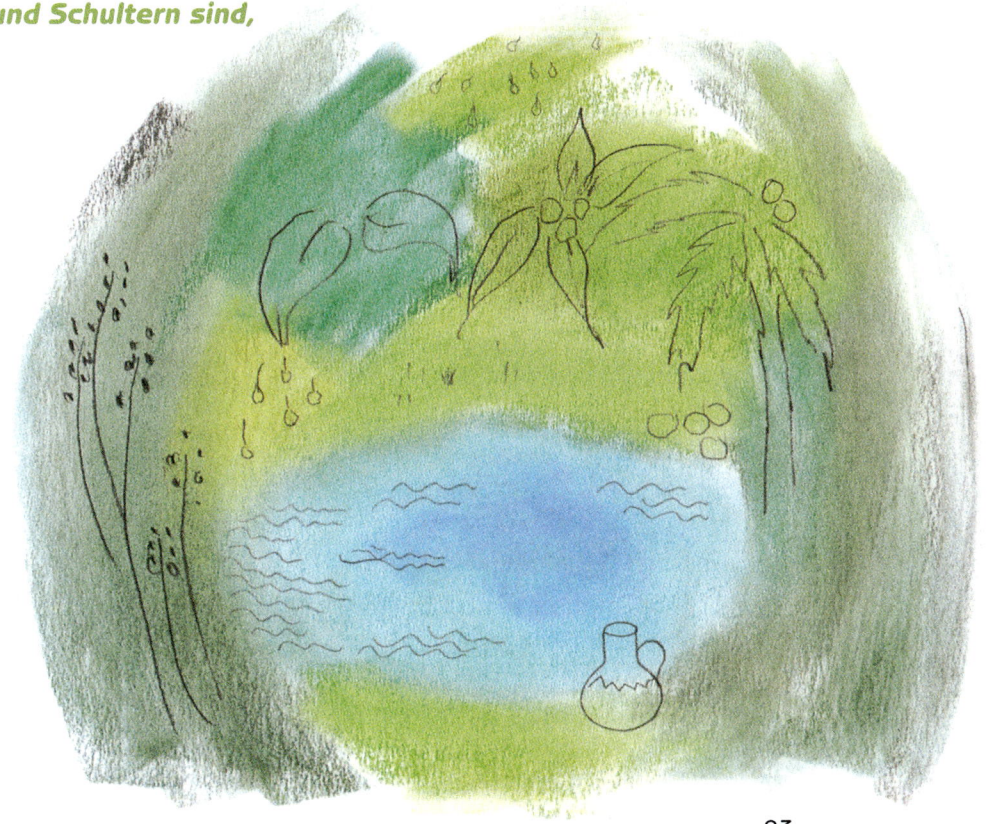

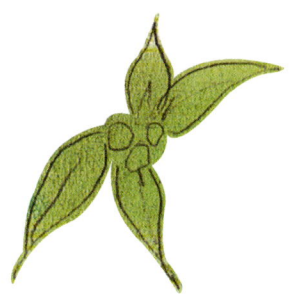

Der Affe wirft die letzte Nuss zur Erde. Dort liegt schon ein kleiner Berg aus braunen Nüssen. Erleichtert klettert der Affe den Baum hinab. Reife Bananen sind sein Lohn.
Er klettert auf seinen Schlafbaum. Auf den dicken Ästen des dicht belaubten Baumes ist sein weich gepolstertes Lager.

Müde und schwer sinkt er hinein.
Tief sinkt sein Körper in das weiche Bett.
Seine Glieder sind gelöst und entspannt.
Sein ganzer Körper ist gelöst und entspannt.
Fühl mal, wie gelöst und entspannt der Körper ist.
Wohlig warm ist ihm.
Seine Arme und Schultern sind warm.
Seine Beine sind warm.
Sein ganzer Körper ist warm, wohlig warm.
Fühl mal, wie warm die Arme, Schultern und Beine sind,
wie warm der ganze Körper ist.
Ruhig liegt er da, gelöst und entspannt.
Fühl mal, wie ruhig und entspannt er ist.
Er träumt die schönsten Träume.

Die Nebelhexen

Silberne Tage und goldene Nächte entfernt von hier gibt es einen wundersamen Wald. Dort geschehen zuweilen gar seltsame Dinge. Bäume unterhalten sich, Steine singen und Bäche hüpfen aus ihrem Bett. Hasen tanzen, Vögel schweben, ohne ihre Flügel zu bewegen, durch die Luft.

Schmetterlinge spielen in der Luft Ringelreihen und Füchse schlagen Purzelbäume. Hoch über dem Wald lacht der Mann im Mond über all die merkwürdigen Dinge im wundersamen Wald.

Eines Tages passiert etwas Seltsames. Der Mond hat sich gerade gerundet und hängt wie eine gelbe Scheibe im Blau der Nacht. Die Sterne wiegen sich leicht hin und her, so als tanzten sie nach unhörbarer Musik. Sternenmusik, die nur Glückskinder hören können. Auf einer Waldwiese, die von hohen Bäumen und von dichten Büschen umgeben ist, wehen plötzlich Nebel wie Schleier über die Wiese. Sie scheinen nach märchenhaften Klängen zu tanzen. Schaust du genau hin, erkennst du, dass es kein Nebel ist. Es sind die Nebelhexen, die dort tanzen. Sie feiern bei Vollmond ihr Fest, mit Mondscheinwein und Sternenplätzchen. Immer fröhlicher wird ihr Tanz. Du kannst ihr Lachen hören und auch die Musik, die wie aus fernen Welten scheint.

Die Nebelhexen treffen sich nach dem Tanz an der uralten Eiche, deren dicker Stamm fast wie ein kleines Haus wirkt. Die Nebelhexen beschließen, dass Kinder mit viel Phantasie, Glückskinder, an ihren Festen teilnehmen dürfen, um mit ihnen zusammen zu tanzen und fröhlich zu sein. Dann wollen sie auch die uralten Märchen erzählen, die sie von der Mondgöttin erfahren haben.

Die Nebelhexen lassen die klingenden Steine ertönen. Die Klänge werden vom Rauschen der Bäche und dem Jubilieren der Vögel begleitet. Der Wind und sein großer Bruder, der Sturm, fallen in den Chor mit ein. Ein mächtiges Brausen erfüllt die Luft. Die Nebelhexen schwingen sich darauf und werden auf die andere Seite des Mondes hinweg getragen. Dorthin, wo die Märchen und Wunder zu Hause sind.

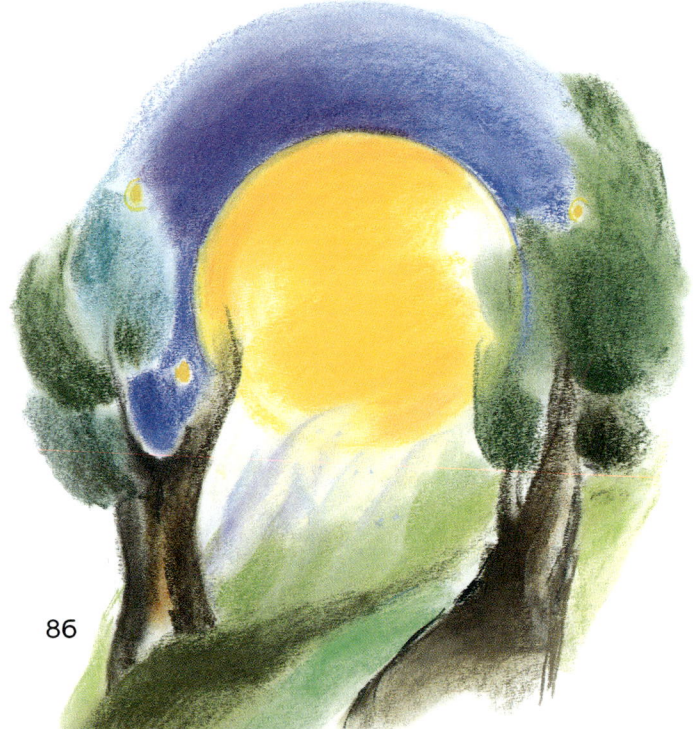

Du fühlst dich wohl.
Bist ruhig und entspannt.
Wohlig warm ist dir,
du fühlst dich wohl
und träumst die schönsten Träume.

Auf dem Regenbogen

Eines schönen Tages jagen die dunklen Wolken sturmgeschwind am Himmel vorüber. Die Sonne hat sich hinter den Wolken versteckt. Es ist ihr nicht nach Scheinen zumute, denn es regnet heute. Eine kleine Wolke mag nicht mehr mit den anderen am Himmel jagen. Sie trödelt langsam hinter diesen her. Und so wird ein kleines Stück Himmelsblau sichtbar. Das lockt die Sonne, geschwind kommt sie hinter den grauen Wolken hervor und breitet ihre Strahlen am ganzen Himmel aus.

Spielen die dunklen Wolken, der Regen und die Sonne zusammen am Himmel, entsteht ein Regenbogen. Wie eine große, bunte Himmelsbrücke wölbt er sich übers Land.

Die Farben des Regenbogens leuchten in der klaren Luft so schön, dass sich selbst die Vögel verwundert ihre Augen reiben.

Glückskinder können auf dem Regenbogen wie auf einer Rutschbahn fröhlich rutschen.

Auf den Flügeln der Phantasie fliegt das Glückskind zum höchsten Punkt des Regenbogens. Dort kann es wählen, auf welcher Farbe es rutschen will. Rot, Orange, Gelb, Grün, Blau und Lila, jede dieser Farben hat eine eigene Schönheit, eine eigene Kraft.

Das Rot, Orange und auch das Gelb machen munter, froh und fröhlich. Das Grün ist heilsam und tut dem Auge gut. Das Blau beruhigt Geist und Seele, und das Lila macht ruhig, still, ein wenig feierlich.

Und so sucht sich das Glückskind die Farbe, die es mag. Es genießt ihre Schönheit, Kraft und Stärke.

Ein Glückskind, beschützt und auch gewärmt,
träumt die schönsten Träume,
ist ruhig und entspannt.
Es fühlt sich wohl.

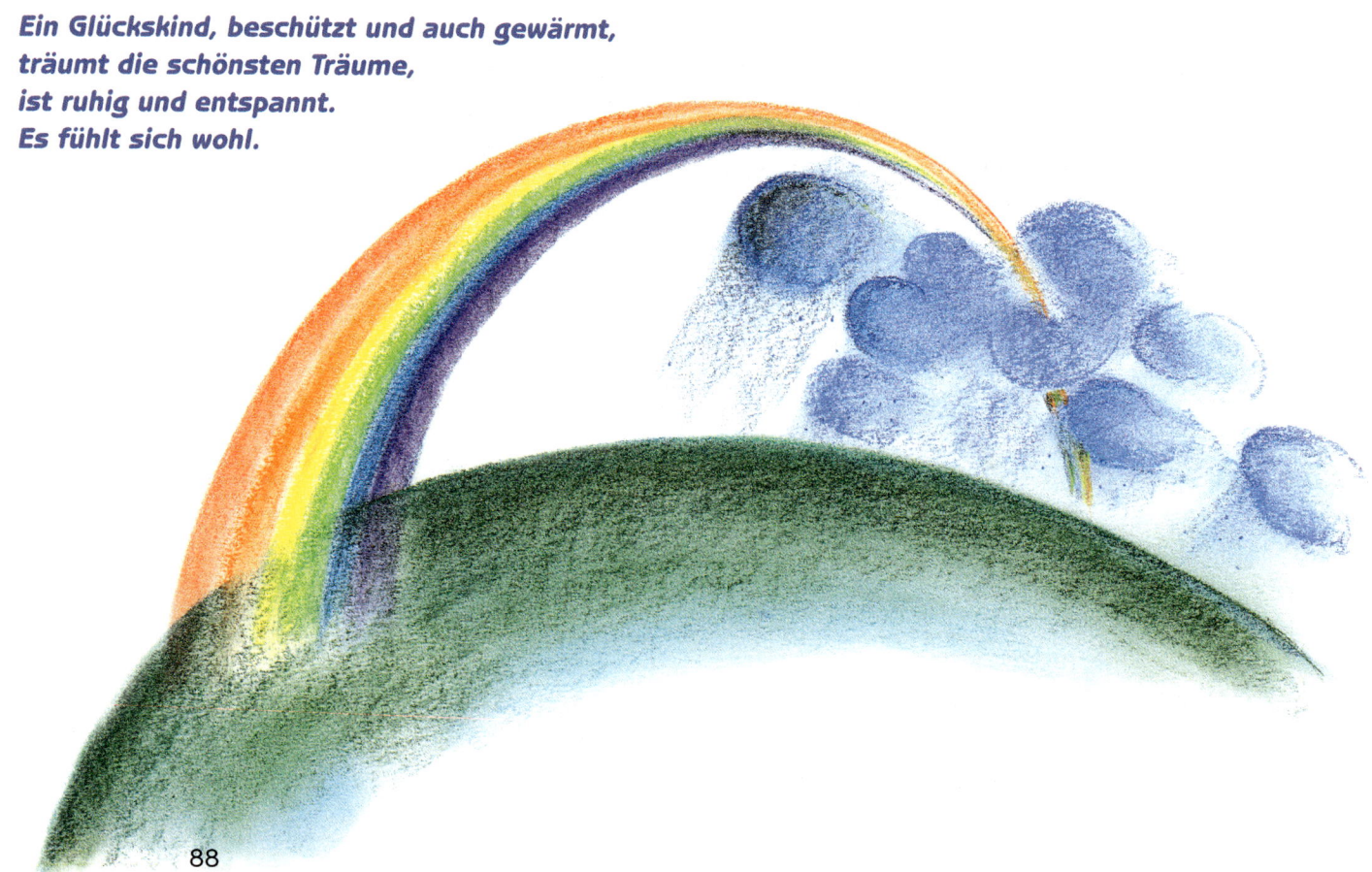

Der Weg des Lachses

Hoch oben im Norden von Amerika liegt Kanada. In seinen Flüssen leben die vielen großen Lachsfamilien. Sie sind sehr auf der Hut vor dem Menschen, der das zarte, rosa Lachsfleisch liebt. Doch die meisten Lachse sind schlau, viel schlauer als die Menschen.

So leben sie ungestört in dem klaren Wasser des Flusses. Es ist so klar, dass man bis zum Grund schauen kann. Dort haben sich im Laufe der Zeit viele Steine angesammelt. In allen Größen, Formen und Farben liegen sie schwer auf dem Grund des Flusses.

Fühl mal, wie schwer sie dort liegen.
Schwer, ganz schwer sind sie.

Wenn die jungen Lachse erwachsen sind, schwimmen sie in großen Schwärmen den Fluss hinab bis zu seiner Mündung ins Meer. Dort haben viele, viele Fische ihren Platz.

Die Lachse schwimmen große Strecken nach ihrem eingebauten inneren Kompass. Sie überwinden viele Gefahren wie Haie und andere Raubtiere. Blitzschnell tauchen sie dann unter ihren Feind und folgen weiter ihrer Nase. Manchmal begegnen sie dem größten Tier des Meeres, dem Wal. Manches Mal schwimmen sie in seinem Schatten mit. Delphine begleiten sie ein Stück des Weges. Die schwimmen weiter in die wärmeren Meere, in ihre Heimat.

Unser Lachs lebt so lange frei im Meer, bis er spürt, dass die Zeit einer Familiengründung gekommen ist. Nun muss er nach dem uralten Gesetz seiner Ahnen das große Meer verlassen. Er schwimmt den langen Weg zurück zu dem Fluss, in dem er geboren wurde. Auf dem Weg dorthin muss er wieder manche Gefahr und Strapaze überwinden. Die größte Strapaze steht ihm noch bevor. Er muss aus dem Meer in die Flussmündung zurückschwimmen und so gegen den Strom schwimmen. Er muss große Kräfte einsetzen, um den ganzen Flusslauf gegen die Strömung zu dem Ort seiner Geburt zu gelangen. Nur hier wird er seine Kinder in die Welt setzen.

Er ist so erschöpft von der weiten Reise, dass er kaum über die Stromschnellen springen kann. Immer wieder fällt er zurück in den Fluss. Eines Tages sind alle Strapazen überwunden, von denen manche Schrammen auf seiner Haut zeugen.

Er vermählt sich. Die Eier des Lachses, der Laich, liegen unter einer Pflanze an der letzten Flussmündung.

Der Lachs hat nun seine Pflicht getan. Seine Familie wird weiter leben. Viele, viele Lachskinder werden ihr eigenes Leben leben. Sie werden in allen Meeren der Welt zu finden sein.

Unser Lachs liegt erschöpft und müde im Sand des Flusses.
Tief sinkt er hinein.
Sein Körper ist von der langen Reise schwer, ganz schwer.

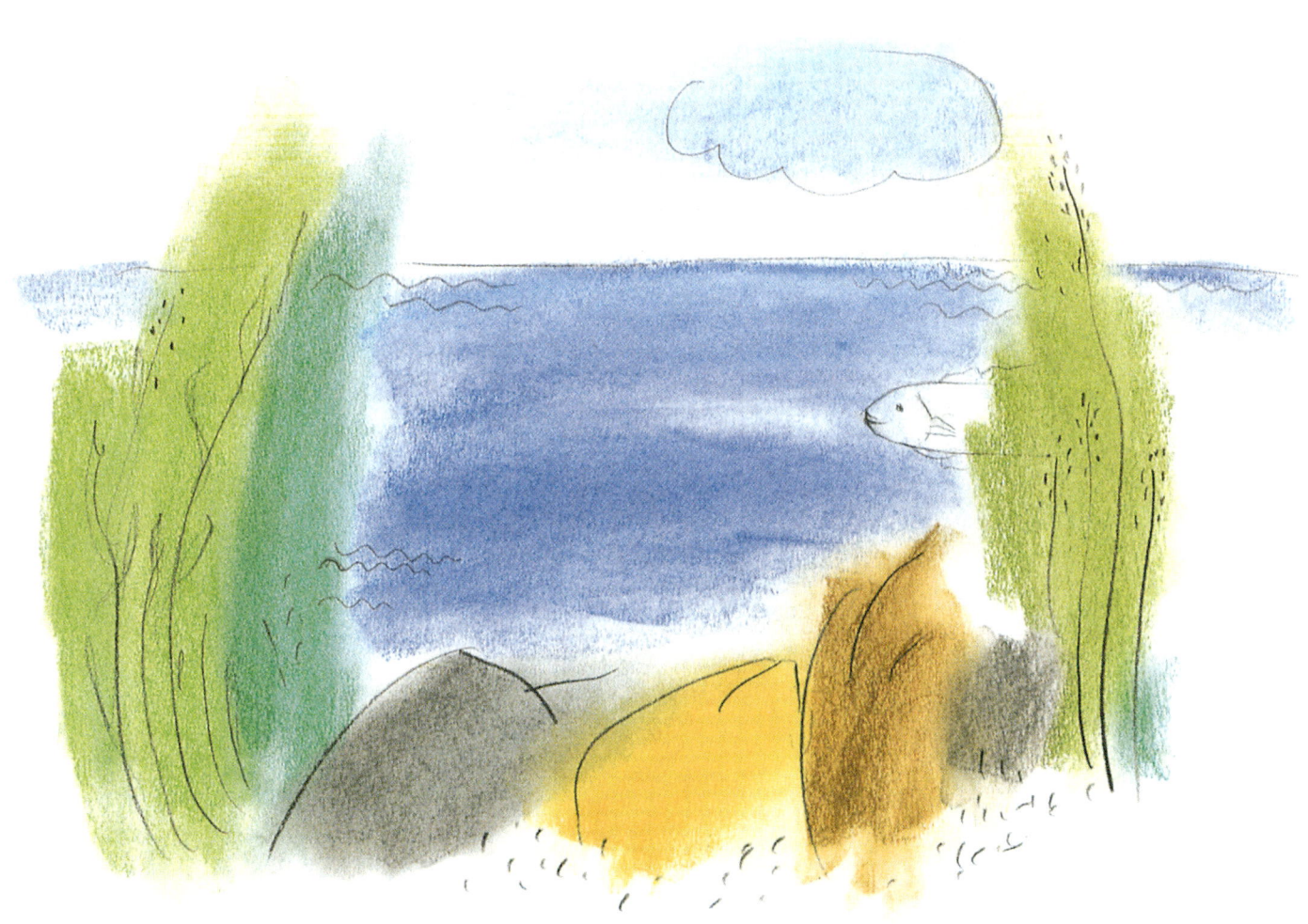

Fühl mal, wie schwer er ist.
Der Körper ist ganz schwer.
Eine tiefe Ruhe durchströmt ihn.
In seinem Leben wird es nur noch Ruhe geben.
Er genießt diese Ruhe.
Fühl mal, wie ruhig er ist.
Tiefe Ruhe durchströmt ihn.

Der Lachs träumt von seiner langen Reise. In seiner Phantasie sieht er noch einmal sein ganzes Leben. Er erinnert sich an die Freude, frei im weiten Meer zu leben. Er erinnert sich an Freunde, die seinen Weg begleitet haben.
Er sieht mit seinem inneren Auge die Farbe des Meeres und des Flusses. Er erinnert sich an die helle, warme Sonne, wenn er für kurze Augenblicke aus dem Meer sprang. Er fühlt den Wind, er riecht den unverwechselbaren Geruch des Meeres.
Sein langes Leben war erfüllt.

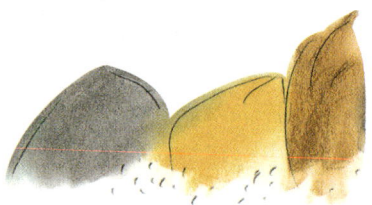

Adventszeit

Es ist Adventszeit. Die Zeit vor dem Weihnachtsfest. Eine Zeit, die ein wenig stiller wirkt, anders als sonst im Jahr. Auch die Menschen scheinen freundlich und froh und voller Erwartung.

Der erste Schnee ist gefallen. Die Welt wirkt ein wenig verzaubert. Manch Hässliches ist unter dem Schnee verborgen. Selbst die Schritte werden leiser. Zorn und Ärger sind vergessen, versteckt hinter der Freude auf das Weihnachtsfest, auf das sich nicht nur die Kinder freuen.

Es lohnt, in dieser Zeit den weißen Winterwald zu besuchen. Ein Glückskind macht sich auf den Weg.

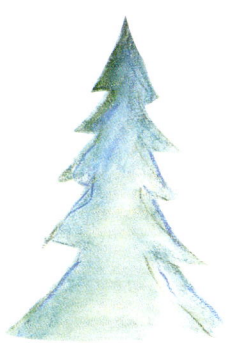

Die Sonne versinkt langsam blutrot am Horizont. Es sieht aus, als würden Engel den roten Sonnenballon von der Erde hinweg ziehen. Allmählich wird es dunkel, die Schatten werden länger.

Der Weg führt in den Wald, der winterweiß gar nicht dunkel wirkt. Die Schritte knirschen im Schnee. Die Bäume haben weiße Hauben auf, manchmal knacken ihre Äste.

Das Glückskind läuft ohne Angst auf weißen Wegen. Es sieht viel in dieser Nacht, schau nur mit ihm hin.

Plötzlich tritt ein Reh aus dem dichten Unterholz hervor. Ohne Angst nähert es sich dem Glückskind. Das Kind versteht die Sprache des Rehs, das ihm eine zauberhafte Geschichte erzählt. Von einem Reh, das einmal ein Prinz war. Der lebte in einem Land voller Märchen und Sagen. Der

Prinz sollte eines Tages eine Prinzessin freien, doch er fand sie dumm und eitel. Er verschmähte die Heirat. Die Königinmutter war darüber sehr erbost. Da sie im Geheimen über Zauberkräfte verfügte, verwandelte sie den Prinzen in ein Reh und verbannte es tief in einen Wald. Der Prinz lebte friedlich und freundlich unter den Tieren des Waldes als ein wunderhübsches Reh.

Seine Verzauberung konnte nur gelöst werden, wenn ihm ein Glückskind begegnet. Doch er konnte wählen, ein Prinz zu sein oder ein Reh zu bleiben. Das Glückskind erkennt in dem Reh, das es auf seinem Weg begleitet, den verzauberten Prinzen.

Beide gehen auf den weißen Waldwegen weiter. Still ist es dort, alles wirkt so friedlich. Plötzlich geschieht etwas Seltsames. Von weitem strahlt ein helles Licht. Das Kind geht dem Licht entgegen, das Reh an seiner Seite.

Das Licht durchdringt alles Dunkel, so hell und strahlend leuchtet es. Wie ein Zauber wirkt dieses märchenhafte Licht.

Das Kind sieht einen großen Stern über der Spitze einer hohen Tanne. Er ist es, der so leuchtet und strahlt und alles überglänzt. Von dem Stern geht eine Kraft und Energie aus, die tausendmal alles Dunkel durchdringt. Diese Energie erfüllt nun auch das Kind, es fühlt die Kraft, auf die es unerschütterlich vertrauen kann.

Es ist ein ganz besonderer Stern. Dem Kind fallen die Weihnachtsgeschichten ein. Die Geschichte vom Stern von Betlehem. Das Kind freut sich auf das Weihnachtsfest und geht getrost von dannen.

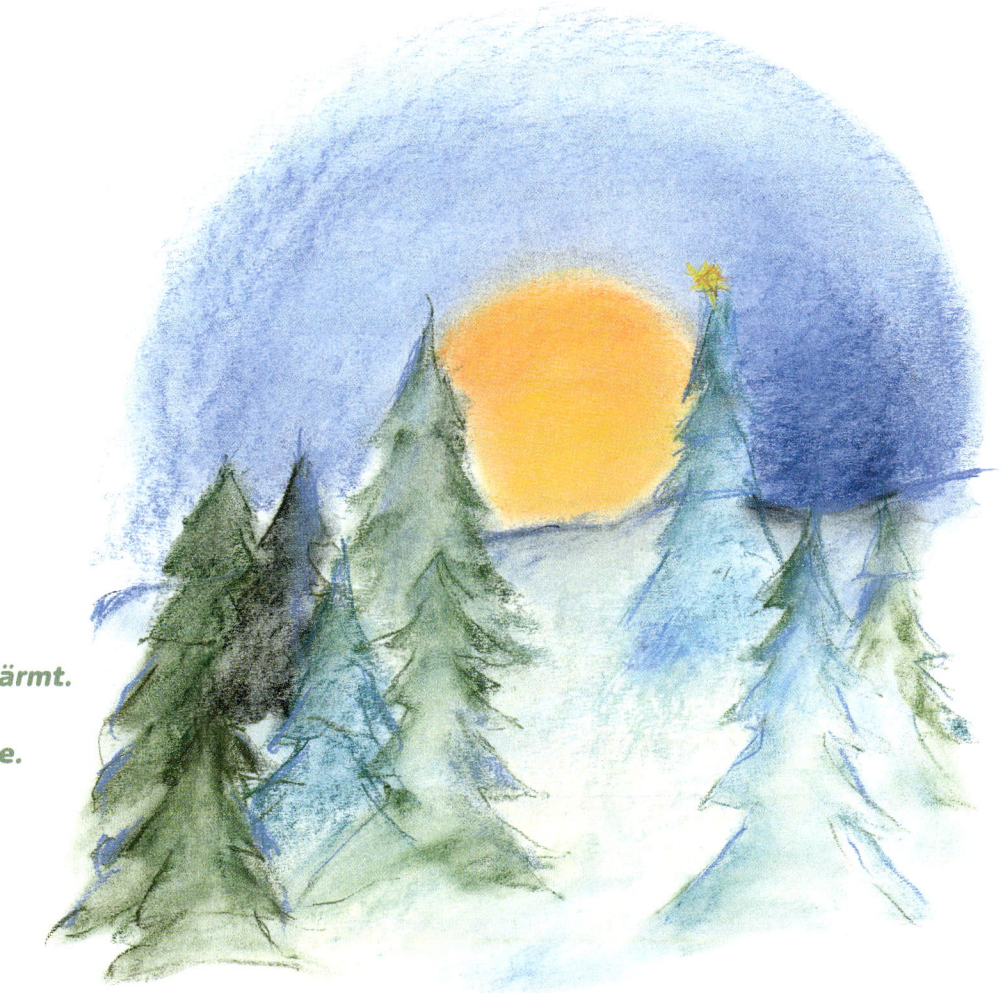

Du bist ruhig und entspannt.
Wohlig warm ist dir.
Du fühlst dich wohl.
Du bist geborgen, geschützt, gewärmt.
Du bist ein Glückskind
und träumst die schönsten Träume.

Märchen zum Entspannen und Träumen

Auf der CD zum Buch liest Else Müller acht
Märchen und Gute-Nacht-Geschichten, die von
zauberhaften Klängen und musikalischen
Impressionen begleitet werden.

Else Müller
**Auf den Flügeln der Phantasie durch
das Blau der Nacht**
Die schönsten Märchen und Gute-Nacht-
Geschichten mit Musik von Helmer Sauer
55 Minuten, Best.-Nr. 3-466-45758-0

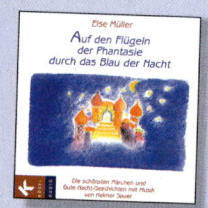

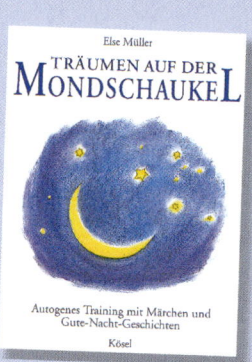

ISBN 3-466-30350-8

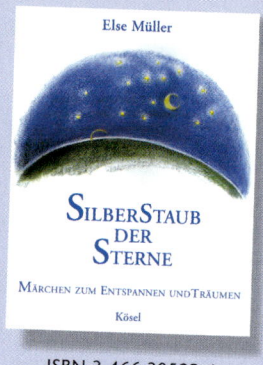

ISBN 3-466-30528-4

Weitere Märchen und Gute-Nacht-Geschichten finden Sie
in den beiden Büchern und auf den drei CDs.

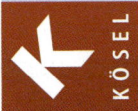

Kompetent & lebendig.
LEBEN MIT KINDERN

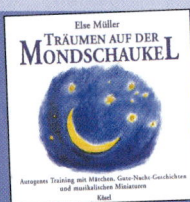

Best.-Nr.
3-466-45696-7

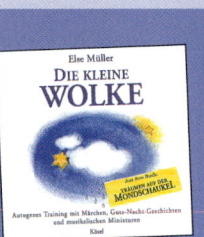

Best.-Nr. 3-466-45697-5

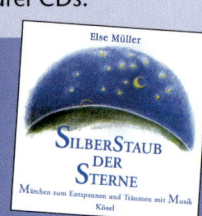

Best.-Nr. 3-466-45729-7

Kösel-Verlag, München, e-mail: info@koesel.de
Besuchen Sie uns im Internet: www.koesel.de